临床麻醉与
外科常见疾病治疗

主　编　孙景奎　李庆锋　李　振　孔德文　王智铭　杨朋来

上海科学技术文献出版社

图书在版编目（CIP）数据

临床麻醉与外科常见疾病治疗 / 孙景奎等主编．上海 : 上海科学技术文献出版社, 2024. -- ISBN 978-7-5439-9120-0

Ⅰ. R6

中国国家版本馆 CIP 数据核字第 20240X3D12 号

责任编辑：王　珺

临床麻醉与外科常见疾病治疗
LINCHUANG MAZUI YU WAIKE CHANGJIAN JIBING ZHILIAO
孙景奎　李庆锋　李　振　孔德文　王智铭　杨朋来　主　编
出版发行：上海科学技术文献出版社
地　　址：上海市长乐路746号
邮政编码：200040
经　　销：全国新华书店
印　　刷：北京兰星球彩色印刷有限公司
开　　本：787*1092　1/16
印　　张：11.5
字　　数：16万字
版　　次：2024年7月第1版　2024年7月第1次印刷
书　　号：ISBN 978-7-5439-9120-0
定　　价：148.00元
http：//www.sstlp.com

《临床麻醉与外科常见疾病治疗》

编委会

主　编

孙景奎　枣庄市峄城区中医院

李庆锋　枣庄市峄城区中医院

李　振　枣庄市峄城区中医院

孔德文　滕州市第一人民医院

王智铭　枣庄市峄城区古邵镇中心卫生院

杨朋来　枣庄市中医医院

副主编

吕　明　枣庄市立医院

侯成玉　枣庄市立医院

陈钦伟　枣庄市立医院

马玉廷　枣庄市中马玉廷中医诊所

前　言

在临床医学的广阔天地中，麻醉学与外科学作为两大核心支柱，共同支撑着现代医疗体系的稳固与发展。随着医疗技术的不断进步，临床麻醉与外科治疗已步入了一个全新的时代，对医务人员的专业知识与技能提出了更高要求。在此背景下，《临床麻醉与外科常见疾病治疗》一书应运而生，旨在为广大基层医务工作者提供一本全面、实用、精炼的参考指南。

本书精心编排，内容详实，共分为两大部分，系统而深入地探讨了临床麻醉与外科常见疾病的诊断与治疗。第一部分聚焦于临床麻醉，不仅涵盖了常用麻醉方法的基础理论与操作技巧，还针对心脏及大血管手术、胸科手术、腹部手术、泌尿外科手术、神经外科手术、腹腔镜手术以及各类检查与治疗中的麻醉需求，进行了详尽的阐述。这一部分内容既注重理论深度，又强调实践应用，力求使读者能够全面掌握麻醉学的精髓，为临床麻醉工作提供坚实的理论基础和操作指导。

第二部分则转向外科常见疾病的诊断与处理原则，涵盖了普通外科、泌尿外科、骨科等多个领域。通过深入浅出的方式，本书详细解析了各类疾病的临床表现、诊断思路及治疗方案，旨在帮助读者建立科学的临床思维，提高疾病诊治的准确性和有效性。

全书内容丰富，结构清晰，语言精炼，力求在有限的篇幅内传递尽可能多的有用信息。我们深知，在临床实践中，时间宝贵，信息准确至关重要。因此，本书特别注重内容的实用性和可操作性，力求使读者能够迅速掌握要点，应用于实际工作中，提升医疗服务的质量和效率。

《临床麻醉与外科常见疾病治疗》不仅是广大基层麻醉医师不可多得的参考书，也是外科医师提升自我、拓宽知识视野的重要工具。我们相信，本书的出版将有力促进临床麻醉与外科治疗领域的学术交流与知识传播，为推动我国医疗卫生事业的发展贡献一份力量。

目　录

第一章　常用麻醉方法

第一节　神经丛阻滞

一、颈丛阻滞

【解剖】

1.颈丛神经由C1～C4脊神经前支组成。

2.c1～C4脊神经前支在颈椎横突外侧端处分为上升和下降支，在第1～4颈椎旁形成颈深丛，C1主要是运动神经，支配枕下三角肌。

3.颈深丛神经最终汇集于胸锁乳突肌后缘中点.穿出颈阔筋膜形成颈浅丛，分布于颈前区和头、颈、肩后部的皮肤和肌肉。

4.乳突与胸骨柄连线与甲状软骨上缘水平线的交汇点，为第4颈椎横突外侧端，此点可能与颈外静脉相交。

【适应证与禁忌证】

1.适应证：

（1）颈浅丛阻滞只麻醉皮肤，只适用于颈肩部浅表手术。

（2）颈深浅丛阻滞适用于：①甲状腺手术；②颈动脉内膜切除术；③喉切除术；④颈淋巴结活检或切除术；⑤颈椎手术；⑥气管造口术（并用表面麻醉）。

2.禁忌证：①局部皮肤感染；②颈椎损伤、脱位等颈部需制动病人。

【操作方法】

1.颈浅丛阻滞法：①病人仰卧，头偏向对侧，定位胸锁乳突肌后缘中点；②胸锁乳突肌后缘中点，皮下注射局麻药10～15 ml。

2.传统颈深丛阻滞法：①病人仰卧，头偏向对侧，定位第4颈椎横突；②左手食指按压横突，右手持注射器，稍向内、向下方向进针触及横突后稍退针，回抽无血及脑脊液，注入局麻药3～5 ml；③由第4颈椎横突向上可分别定位第2、3颈椎横突，分别穿刺注入局麻药 3～5 ml。

3.颈深浅丛一针阻滞法：①病人体位、定位和穿刺同“传统颈深丛阻滞法”；②仅于第 4 颈椎横突穿刺，注入局麻药 10 ml；③颈深丛注药毕，退针至胸锁乳突肌后缘肌膜下，注入局麻药 10～15 ml，阻滞颈浅丛。

4.颈丛改良阻滞法：①胸锁乳突肌后缘中点垂直进针，针尖过颈阔肌筋膜，于筋膜下注入局麻药 15～20 ml；②退针至皮下，沿胸锁乳突肌后缘注药 15～20 ml；③本法与一针法效果相同。

上述各种颈丛阻滞法所用局麻药可根据手术长短、条件等，选用 1%～1.5%利多卡因、0.25%丁哌卡因、o.375%罗哌卡因单用，或 1%～1.5%利多卡因与 0.1%～0.15%丁卡因混合液，利多卡因与丁哌卡因混合液。局麻药中均宜加入 1：20 万肾上腺素。

【并发症】

1.膈神经阻滞是最常见的并发症。

2.穿刺针进入蛛网膜下腔，可引起全脊椎麻醉。

3.局麻药误入硬膜外腔，可致颈部双侧硬膜外阻滞。

4.颈交感神经阻滞，出现霍纳综合征。

5.喉返神经阻滞可引起声音嘶哑和声带功能障碍。

6.很少量局麻药误入椎动脉，可致中枢神经系统毒性反应。

7.局麻药相对过量或误入血管，可引起局麻药中毒。

【注意事项】

1.避免进针方向与颈椎横突平行而误穿刺至硬膜外腔或蛛网膜下腔。

2.必须回抽无血及脑脊液，方可注药。

3.颈深丛阻滞避免用高浓度局麻药，减轻膈神经阻滞程度。

4.对肺储备功能下降病人慎用颈深丛阻滞。

5.应避免双侧颈深丛阻滞，以防止双侧膈神经和喉返神经麻痹。

6.应备好给氧等急救设备。

二、臂丛阻滞

【解剖】

1.由 C5～C8 及 T1 脊神经的前支组成，有时 C4 和 T2 脊神经部分前支也加入臂丛。

2. 脊神经出椎间孔后，在锁骨上部前、中斜角肌间隙内向外下行走，形成上、中、下3干。C5、C6组成上干，C7单独组成中干，C8和T1组成下干。

3. 三神经干经前中间隙下缘穿出，伴随锁骨下动脉下行，在锁骨中点和第1肋之间进入腋窝顶部包绕腋动脉，汇合形成外、内和后三束下行支配上肢的感觉和运动。斜角肌筋膜延伸为臂丛神经的被膜，至腋窝成为包裹臂丛神经和腋动脉的血管神经鞘。

4. 臂丛神经在前中斜角肌间隙、锁骨中点外第1肋骨上和腋窝顶部三处较集中，是臂丛神经阻滞的常用3个部位。

【适应证与禁忌证】

1. 适应证：①肌间沟法臂丛阻滞适宜于上臂中、上1/3以下及桡侧手术，易出现尺侧阻滞不全；②锁骨上法臂丛阻滞适宜于上臂1/3以下的手术，上臂上1/3部位常出现阻滞不全；③腋路阻滞法适宜于肘关节以下的手术，易出现桡侧阻滞不全；④用于上肢疼痛治疗。

2. 禁忌证：①穿刺部位有炎症、感染；②双上肢同时手术。

【操作方法】

1. 肌肉沟阻滞法：①病人去枕仰卧，头偏向对侧，上肢贴体旁。②先定位胸锁乳突肌，由胸锁乳突肌后缘向后可摸到一小条肌肉为前斜角肌，再向后为中斜角肌。前、中斜角肌之间的间隙即肌间沟，沿肌间沟在锁骨上窝可触到锁骨下动脉的搏动。在此间隙向颈椎横突方向重压，病人有异感向臂部放射。③左手示指定位并按住肌肉沟，右手持连接7号针头并装有局麻药的注射器，针头贴示指略向内、向下方向进针，突破筋膜常有异感，进针深度通常1～2 cm。此时，左手固定针头，右手回抽注射器无血或脑脊液，注入局麻药20～25 ml。④肌间沟阻滞时可不必反复穿刺寻找异感，只要定位准确，穿透筋膜，即可注入局麻药，均可取得良好的阻滞效果。⑤此法可使肩部及上臂外侧阻滞完善，而尺神经阻滞起效较慢且易引起阻滞不全。进针点偏肌间沟上方，易使桡侧阻滞完善，而向下方易于使尺侧阻滞完善。

2. 锁骨上阻滞法：①病人体位同肌间沟阻滞法。②锁骨中点上缘触及锁骨下动脉搏动点，此点外侧0.5 cm、锁骨中点上缘上1 cm为进针点。③进针方向指向第3胸椎椎体，深度一般为1～2.5 cm。进针中，一旦发现异感，揭示触及臂丛神经；有时针尖触及第1肋骨而无异感，不必反复寻找异感，将局麻药注于第1肋骨表面，同样可产生满意的阻滞效果。局麻药用量一般为 15～25 ml。④此法上臂上 1／3 部位常会出现阻滞不全。

3. 腋路阻滞法：①病人平卧，患肢外展 90°，屈肘 90°，前臂外旋，呈“举手礼”状。②在腋窝处摸到腋动脉搏动，沿动脉搏动向上至胸大肌于肱骨止点下缘搏动即将消失处，为穿刺点。③消毒后，左手食指按在腋动脉搏动处保护腋动脉，右手持穿刺针沿左手食指进针，刺向腋窝方向，刺破腋鞘有阻力骤减感，少数病人可出现异感，同时可见针头随动脉搏动而摆动。④固定针头，回抽无血注入局麻药 30 ml 左右。注药时以手指压迫腋鞘远端，使局麻药上行扩散，可取得更好阻滞效果。⑤退针至皮下时再注入局麻药 2～3 ml 以阻滞肋间臂神经。

【并发症】

1. 肌间沟或锁骨上臂丛阻滞，同侧交感神经节阻滞引起霍纳综合征。

2. 肌间沟或锁骨上法臂丛阻滞，均可发生不同程度的膈神经阻滞，阻滞程度与局麻药的浓度相关。

3. 锁骨上阻滞法臂丛阻滞，如穿刺方向不正确且进针过深，可刺破肺尖引起气胸。

4. 肌间沟法阻滞，穿刺针如水平位方向进入过深，可经椎间孔误入硬膜外腔或蛛网膜下腔而引起高位硬膜外阻滞或全脊椎麻醉。

5. 局麻药用量过大或误入血管可致局麻药中毒。

【注意事项】

1. 臂丛阻滞的方法应根据手术部位进行选择。

2. 解剖定位和进针方向正确，臂丛阻滞不必反复穿刺寻找异感。

3. 肌间沟阻滞时，避免进针方向与颈椎横突平行而误穿刺至硬膜外腔或蛛网膜下腔。

4. 肌间沟阻滞避免用高浓度局麻药，减轻膈神经阻滞程度。

5. 必须回抽无血或脑脊液，方可注药。

6. 避免双侧臂丛神经同时阻滞。

7. 应备好给氧等急救设备。

第二节　椎管内阻滞

【解剖】①脊柱由 33 块脊椎骨组成，其中颈段 7 块，胸段 12 块，腰段 5 块，骶段 5

块，4 节尾骨融合成 1 块。②脊柱有 4 个生理弯曲，颈曲和腰曲向前突，胸曲和骶曲向后突，仰卧位时第 3 颈椎和第 3 腰椎位置最高，第 5 胸椎和第 4 骶椎位置最低。③脊柱由韧带相连，由外至内分别称之为棘上、棘间和黄韧带，黄韧带较硬，穿刺时有阻力，穿过后有落空感。④椎管内有 2 个腔，黄韧带过后为硬膜外腔，局麻药注入此腔称为硬膜外阻滞。硬膜外腔过后是蛛网膜下腔，局麻药注入此腔称为蛛网膜下腔阻滞。硬脊膜和蛛网膜容易分开，两层之间有一潜在腔隙，称为硬膜下间隙。⑤椎管内有包裹脊髓的膜，成人脊髓终止于 L1 或 L2 椎体下缘，儿童终止于 L3 或 L4 下缘，临床上做腰椎穿刺时均在此椎体下进行。⑥蛛网膜下腔上段与脑沟相通，下段终止于 S2，内含脑脊液。⑦硬膜外腔上至枕骨大孔，与颅腔不通，止于骶裂孔。⑧骶管是椎管内的椎管腔，局麻药注入此腔称为骶麻，骶管属硬膜外腔一部分，下端止于骶裂孔，骶裂孔呈“V”或“U”，形，两旁各有豆大骨性突起称为骶角，骶裂孔和骶角是骶管穿刺的重要标志。⑨椎管内含有 31 对脊神经，其中颈神经（C）8 对，胸神经（T）12 对，腰神经（L）5 对，骶神经（S）5 对，尾神经（Co）1 对。脊神经由前后根合并而成，前根由运动神经纤维和交感传出纤维（骶段为迷走传出纤维）组成，后根由感觉神经纤维和交感传入纤维（骶段为迷走传入纤维）组成。

【生理】

1. 脑脊液：蛛网膜下腔脑脊液成人容积 120～150 ml；脊蛛网膜下腔脑脊液容积成人 25～30 ml；脑脊液透明，pH 为 7.35，相对密度 1.003～1.009；脑脊液侧卧位时压力 0.69～1.67 kPa，坐位时压力 1.96～2.94 kPa：蛛网膜下腔阻滞时脑脊液起局麻药稀释和扩散作用。

2. 药物作用部位：①椎管内阻滞主要阻滞脊神经根。②蛛网膜下腔阻滞部位为脊神经根。③膜外阻滞局麻药可能扩散的途径：通过蛛网膜绒毛进入根部蛛网膜下腔→脊神经根；药物渗出椎间孔→在椎旁阻滞脊神经；直接透过硬脊膜和蛛网膜→脊神经根。④蛛网膜下腔阻滞用药量小、浓度高、起效快。⑤硬膜外阻滞用药量大，浓度低，起效慢。

3. 阻滞作用和麻醉平面：①感觉神经阻滞后，阻断了肌肉和皮肤的痛觉传导；②交感神经阻滞后，能减轻内脏牵拉反应；③运动神经阻滞后产生肌肉松弛；④阻滞作用的出现与神经纤维的粗细成正比，交感神经最细，平面高于感觉神经 2～4 个节段，运动神经最粗，低于感觉神经 1～4 个节段；⑤皮肤痛觉消失的范围，其上下界限称为阻滞平面；⑥脊神经在体表的分布如下。胸骨柄上缘为 T2，乳头连线为 T4，剑突下为 T6，季肋部为 T8，平脐线为T10，耻骨联合上2～3 cm为T12，大腿前面为L1~L3，小腿前面和足背为L4～L5，大腿和小腿后面及肛门会阴区为S1～S5。

4.椎管内阻滞对机体的影响：

（1）对呼吸的影响：取决于阻滞平面的高度，只要膈神经未被阻滞，仍能保持基本通气。高位硬膜外阻滞时采用低浓度局麻药，对呼吸不至于产生严重影响。

（2）对循环的影响：椎管内阻滞时可致血压下降。血压下降的原因是：①交感神经阻滞一小动脉舒张；②静脉扩张一回心血管减少一心排血量下降；③肌肉松弛一肌泵作用消失。血压下降多发生于阻滞平面过高、范围过广及术前准备不充分的病人。

交感神经阻滞后，迷走神经兴奋性增强，可出现心动过缓。

（3）对其他系统的影响：迷走神经功能亢进，易致恶心、呕吐，骶神经阻滞后，术后易发生尿潴留。

【操作方法】

椎管内阻滞可分为蛛网膜下腔阻滞（又称脊椎麻醉或腰麻；硬膜外阻滞、骶管阻滞、联合阻滞麻醉4种方法，目前临床上腰麻应用在减少，联合阻滞在逐年上升。

1.蛛网膜下腔阻滞：

（1）适应证和禁忌证：

1）适应证：下腹部、盆腔、下肢、会阴部的2～3小时以内的手术适应于腰麻。

2）禁忌证：禁用于下列情况。①中枢神经系统疾患，如脑膜炎、颅内压增高等；②休克及血容量不足者；③穿刺部位有感染或败血症者；④脊柱结核或外伤致穿刺困难者；⑤急性心衰或冠心病发作者；⑥高血压、老年人、孕妇等应严格控制剂量。

（2）分类：根据药物相对密度、麻醉平面的高低和给药方式的不同而分。

1）局麻药相对密度：所注局麻药相对密度高于、等于或低于脑脊液的相对密度，分别称为重相对密度等相对密度、轻相对密度腰麻，目前临床上一般多用重相对密度溶液。

2）阻滞平面：阻滞平面在T4～T10为中平面，高于T4为高平面，目前临床上高平面腰麻很少应用。

3）给药方式：分为单次法和连续法，连续法是在蛛网膜下腔置一导管分次给药，但现已少用。

（3）腰椎穿刺术：

1）蛛网膜下腔穿刺点的选择：①成人一般选择 L3～L4 间隙，但根据情况可上下移动 1 个间隙；②小儿选择 L4~L5 间隙进行。

2）穿刺点的定位：在两侧髂嵴之间作一连线，此线与脊柱相交处为 L4 棘突或 L3~L4 棘突间隙。

3）腰椎穿刺术必须严格无菌技术。

4）穿刺时取侧卧位，两膝弯曲，大腿向腹壁靠拢，头向胸部屈曲，腰背尽量向后弓曲，使棘突间隙张开便于穿刺。

5）用 0.5%～1%普鲁卡因或 0.2%～0.5%利多卡因在间隙正中作一皮丘，再向皮下组织及棘间韧带内浸润。

6）穿刺针穿过皮丘之后方向与病人背部垂直，体会进针时的阻力变化，当穿过黄韧带时有第 1 个阻力落空感。

7）再继续进针刺破硬脊膜和蛛网膜，可出现第 2 个落空感。拔出针芯有脑脊液自针内滴出即表示穿刺成功。

8）脑脊液压力低者（如脱水病人）脑脊液流出不畅，这时可用空针回抽，或由助手压迫颈静脉以升高脑脊液压力使其流畅。

9）确定在蛛网膜下腔后注入局麻药，然后将针连同注射器一同拔出。

10）如遇老年人棘上韧带钙化或穿刺间隙不清者，可采用侧入穿刺法。

11）侧入法即在棘突中线旁开 1～1.5 cm 处进针，向中线呈 75° 角倾斜，即可避开棘上韧带进入蛛网膜下腔。

（4）常用局麻药：普鲁卡因、丁卡因、丁哌卡因是目前最常用的蛛网膜下腔阻滞用药，利多卡因应用较少。注入蛛网膜下腔的药物要求绝对无菌和保证纯度，一般配成重相对密度溶液。

1）普鲁卡因：用 5%葡萄糖或脑脊液 3 ml 溶解普鲁卡因结晶粉。成人用量 100~150 mg / 次，最多不超过 180 mg / 次。起效时间 1～5 分钟。维持作用时间 40 分钟～1 小时。加肾上腺素后（0.2～0.3 ml）可维持 1.5 小时。重相对密度溶液控制在 5%，不宜过高。作用可靠，平面易控，作用时间短，适用于短小手术。

2）丁卡因：1%丁卡因 1 ml，或丁卡因白色结晶粉用 1 ml 脑脊液溶解。10%葡萄糖注射液 1 ml 和 3%麻黄碱 1 ml，配成 1：1：1 溶液，浓度为 0.33%。或用 5%葡萄糖注射液 1.8 ml 溶解，再加 0.1%肾上腺素 0.2 ml，浓度为 0.5%。成人用量 10 mg / 次，最多不超过 15 mg / 次。起效时间 5～10 分钟，维持 2～3 小时。轻相对密度溶液则用注射用水配制的 0.1%丁卡因，但少用。

3）丁哌卡因：丁哌卡因属长效局麻药，作用维持 5～7 小时。0.5%或 0.75%丁哌卡因 2ml，加 10%葡萄糖注射液 1 ml。可不必加麻黄碱或其他血管收缩药。轻相对密度溶液为 0.2%或 0.125%。

4）利多卡因：一般采用 4%水溶液，也可采用 2%。固定性能较差。阻滞平面易于偏高，平面固定所需时间偏长（8～10 分钟）。由于以上这些特点，现在临床上较少应用。

（5）麻醉管理：

1）局麻药进入蛛网膜下腔后很快与神经组织结合，临床上称为麻醉药物已被“固定”，或麻醉平面固定。

2）酯类局麻药平面固定需 3～5 分钟，酰胺类局麻药物需 5～10 分钟。

3）注药后 20 分钟内，阻滞平面、呼吸和循环功能变化最大，应加强监测。

4）注药后立即开放静脉通道，便于输液和给药用。

5）高位阻滞或病人情况较差时，输液速度先快后慢。

6）血压急剧下降时，立即静脉给予血管收缩药提升血压。

7）常规吸氧，出现通气不足时应进行人工辅助呼吸。

8）术中出现不适（如恶心、呕吐等），可给予 5-HT3 受体阻滞药（如格雷司琼等）或镇静安神药物等。

9）手术结束后，呼吸循环功能稳定，平面退到 T6 以下者才能送回病房，术后并应随访。

（6）麻醉平面的调节：

1）在极短的时间内将麻醉平面控制在手术所需的范围之内。

2）麻醉平面过高则危及生命，过低将导致麻醉失败，根据手术要求和病人体格情况决定预期平面。

3）影响麻醉平面最重要的因素是麻醉药的剂量，其次为麻醉药的相对密度和容积，假如这些因素不变，还与下列因素有关。①穿刺间隙：仰卧位时 L3 位置最高，在此处注射重相对密度药液后易向胸段低处流动，致平面偏高，在 L4～L5 间隙注药易向骶段流动致平面偏低。②病人体位：重相对密度药液易向低处扩散，故体位对麻醉平面的调节起十分重要的作用，如平面过低，将手术台调至头低足高位，使平面上升，平面过高将手术台调至头高足低位。假如手术部位在一侧下肢，注药后继续保持 5～10 分钟，使麻醉作用偏于一侧，又称单侧腰麻。如果在肛门和会阴区手术，注药后取坐位或在坐位下 L4~L5 间隙穿刺注药，以阻滞骶尾神经，称为鞍区阻滞。③注药速度：注药速度越快则麻醉范围越广，注药速度越慢则麻醉范围越局限，一般注药速度为 1 ml / 5 s。

（7）失败原因：

1）技术性失误，穿刺针到位后固定不佳，穿刺针斜面部分脱出硬脊膜。

2）穿刺针口紧贴于马尾神经丛间致局麻药扩散困难。

3）极少数病人的蛛网膜下腔呈囊状，局麻药在囊内无法扩散。

4）穿刺时蛛网膜下腔出血，酯类局麻药被血浆假性胆碱酯酶降解。

5）脑脊液的 pH 改变或局麻药的酸碱值改变。

（8）并发症及处理：

1）发生并发症的原因：①病人的代偿功能不全，不能适应急剧的生理改变；②麻醉管理不当，未能及时发现和处理等；③外源性物质进入蛛网膜下腔，如药物中的杂质等；④皮肤消毒或药物消毒不严等；⑤腰麻本身或技术不熟练等；⑥不明原因。

2）术中并发症：①血压下降，发生率和严重程度与麻醉平面有关。主要为阻滞区血管扩张回心血量减少所致，几乎所有的蛛网膜下腔阻滞者均会发生血压下降。预防和处理：局麻药中加血管收缩药（如麻黄碱 30 mg）；调整血容量，加快液体的输入，保持体液轻度的不平衡，静注扩容剂血定安等；出现血压下降时先用血管收缩药，如静注麻黄碱 5～15mg，或阿拉明 1～2 mg / 次，伴有心动过缓时静注多巴胺 1～2 mg / 次或阿托品 0.25 mg～0.5 mg。②呼吸抑制，呼吸抑制的发生率和程度与阻滞平面有关。症状为胸闷、气促、咳嗽无力或困难，严重低血压时可引起中枢缺血缺氧致呼吸抑制。出现呼吸抑制时可吸氧，面罩下给氧辅助呼吸，一旦呼吸停止立即行气管插管进行人工呼吸。常规吸氧，血压低时给予升压药。③恶心、呕吐，低血压和呼吸抑制导致中枢缺氧兴奋呕吐中枢；交感神经阻滞后迷走神经功能亢进致胃肠蠕动增强；手术牵拉腹腔脏器，或辅助药物哌替啶所致。出现恶心、呕吐时可用格雷司琼 4 mg 或氟哌利多 2.5 mg，并提升血压。

3）术后并发症：①头痛，头痛多发生于术后 1～3 天，抬头或坐位时加重，平卧位减轻。症状多在4天内消失，个别达半年。头痛多与穿刺针粗细和反复穿刺有关。为了预防术后头痛，术毕需平卧，减少起动，蛛网膜下腔注入扩容剂，如5%葡萄糖或葡萄糖酐10~25 ml，输液2500~3000 ml/d。对症治疗。②尿潴留，为常见并发症，主要为骶神经阻滞恢复较晚所致，可针刺导尿等。③脑神经麻痹，很少发生，主要为第6对展神经，可引起斜眼症和复视，一般3～4周以内恢复，但有永久性麻痹者，可用B族维生素及对症治疗。④马尾综合征，症状表现为直肠功能失调、会阴感觉消失、下肢异常或足下垂、尿潴留等，一般数周或数月内恢复，主要为穿刺时损伤或局麻药的毒性作用等。⑤化脓性脑脊膜炎，主要为无菌操作不严，穿刺点感染或病人有败血症，重者可致死亡。⑥粘连性蛛网膜炎，其病变是软膜和蛛网膜的慢性炎症增生，致蛛网膜下腔和硬膜外腔均粘连闭锁，引起脊髓和脊神经根的退行性改变，原因不明，重者可致下肢瘫痪。

2.硬膜外阻滞：硬膜外阻滞有单次法和连续法，目前常用连续法。单次法即穿刺至硬膜外腔后不置管而直接一次性注入局麻药，主要用于一些短小手术的麻醉。连续法即在硬膜外腔置入给药导管，随手术时间需要追加麻醉药物或实施硬膜外自控镇痛（PCEA）。

（1）适应证和禁忌证：

1）适应证：①颈部甲状腺、胸部及上肢的手术均可适应，但由于管理复杂，颈部及上肢手术均由别的麻醉方法所替代；②腹部手术，上腹部的手术由于牵拉反应大，管理困难，部分病人阻滞不全，逐渐被全身麻醉所取代；③盆腔及下肢手术；④肛门及会阴部的手术。

2）禁忌证：①穿刺部位有感染病灶者；②脊柱病变或严重畸形；③严重休克未纠正病人；④凝血功能障碍或正在应用抗凝治疗者；⑤对所选用的局麻药过敏者；⑥严重贫血或呼吸困难者应慎用。

（2）麻醉前评估和麻醉前用药：

1）麻醉前随访病人，了解病情和手术要求，检查穿刺部位是否有感染或脊柱是否有畸形、凝血3项、药物过敏等。

2）根据病情和病人需要，选择麻醉前用药。

（3）硬膜外穿刺术：

1）穿刺方法有侧入法和正入法，上胸段一般选用侧入法进针。

2）根据手术切口部位选择穿刺点。穿过黄韧带后停止进针，以免进入蛛网膜下腔。

参考穿刺点如下：颈部甲状腺手术选择C5～C7，向上置管；上肢等手术选择C7~T1，向上置管；胸壁乳腺手术选择T4～T5，向上置管；上腹部肝、胆、脾、胃、胰等手术选择T8~T9，向上置管；中腹部肠道手术选择T9~T10，向上置管；腰部。肾及肾上腺、输尿管上段手术选择T10~T11，向上置管；下腹部阑尾等手术选择T11~T12，向上置管；盆腔的子宫直肠手术选择T12~L2、L4~L5，双向置管；腹股沟区的疝气、髋关节镜手术选T1~T2，向上置管；下肢股骨及膝关节等手术选择T2~T3，向上置管；肛门、会阴区手术选择L3~L5，向下置管。

3）体位和穿刺针所经过的层次与蛛网膜下腔阻滞相同。

4）硬膜外穿刺术与蛛网膜下腔阻滞相同，关键是不能穿破硬脊膜。

5）大部分病人穿过黄韧带后落空感较蛛网膜下腔阻滞明显。

6）穿过黄韧带后阻力消失，回抽无血液及脑脊液后注入空气、盐水无阻力，表明针尖已在硬膜外腔。

7）如采用毛细管负压法穿刺时.在达黄韧带时连接盛有液体的毛细玻璃管，穿刺针进入硬膜外腔时管内液体被吸入，表明针已进入硬膜外腔。

8）确定进入硬膜外腔的方法和依据：①操作者的经验和主观感觉；②落空感及气泡无压缩现象；③气泡外溢试验阳性；④抽吸无脑脊液；⑤插管通畅无阻力；⑥注射试验剂量的局麻药出现轻度的阻滞作用。

9）侧入穿刺法：①在选定的穿刺间隙脊柱正中旁开1 cm处作为穿刺点；②局部皮肤、皮下、肌间至椎板浸润麻醉；③进针至椎板后退针约1cm，再向头、向正中方向对准椎间孔，过黄韧带后达硬膜外腔；④确立进入硬膜外腔的方法与正人法相同。

（4）连续硬膜外阻滞置管术：

1）经证实穿刺针在硬膜外腔后置管3～5 cm。

2）置管前先测量皮肤至硬膜外间隙的距离。

3）左手指贴于病人背部，右手拇指和食指置管至15 cm刻度处。

4）置管后回抽无血液及脑脊液，做益气试验，退出穿刺针。

5）退针时，一手退针，另一手固定导管，以防带出导管。

6）退针时不要随意改变针具的斜口，以防切断导管。

7）导管不宜插入过长和过短，过长容易打折等，过短容易脱出。

8）置管回抽无血液及脑脊液，注射盐水无阻力，表明位置正确。

9）置管时注意事项：①导管过斜口后如遇阻力需退出重插时应连穿刺针一齐退出；②置管过程中如出现肢体弹动或异感，将穿刺针与导管一齐退出重置；③导管内流血，将导管慢慢退至无血流，或另换间隙重新穿刺；④如果导管太软置管困难时，可更换导管或置导管心，导管心不出斜口。

10）如穿刺针误入蛛网膜下腔，可退针至硬膜外腔后再置导管。

（5）常用局麻药：

1）利多卡因：常用1%～2%溶液，5～12分钟起效，维持1.5小时左右，成人最大用量不超过400 mg / 次，但可产生快速耐药性。

2）碳酸利多卡因：作用强于利多卡因，起效快，扩散作用好，但不能混有空气，现用现配，浓度与利多卡因相同。

3）丁哌卡因：可用浓度为0.5%～0.75%，麻醉维持达7小时，0.75%浓度时肌肉松弛效果好，成人最大量不超过100 mg / 次。

4）丁卡因：常用浓度为0.25%～0.33%，起效慢于利多卡因，作用时间3～4小时，成人最大用量不超过60 mg / 次。

5）罗哌卡因：常用浓度为0.75%～1%，起效较慢。最大量不超过200 mg，作用时间3～6小时。

6)1%利多卡因和0.2%～0.3%丁卡因混合液：优点为起效快，维持时间长（2～3小时)。

7）用药注意事项：①局麻药加肾上腺素可减缓吸收速度，延长作用时间，但高血压病人禁用，常用比例为1：20万，即20 ml中加肾上腺素0.1 ml。②麻醉阻滞程度和维持时间长短决定于局麻药浓度，应根据不同手术要求及病人体质情况选择局麻药浓度。③临床上常采用起效快慢、作用时间长短不同的药物配成混合液使用。④决定硬膜外阻滞范围的主要因素为麻醉药容量。⑤注药方法可按下列顺序给药，先注射试验剂量3～5 ml，5分钟内如出现下肢感觉和运动消失及血压下降等症状即可能为误入蛛网膜下腔而产生的腰麻；5～10分钟后再分次追加局麻药.3～5 ml / 次，直至阻滞范围满足手术要求为止，首次参考剂量一般为10～15 ml；术中局麻药首次用量应根据病人的耐受量来决定，注意个体差异；当出现阻滞作用开始消退表现时（出现痛感和肌紧张），应追加首次剂量的1/2～

1/3 维持量。

（6）硬膜外阻滞平面的调节和管理：

1）影响阻滞平面最重要的因素是穿刺部位，因此选择穿刺点应得当。

2）导管的位置和方向，头侧置管时易向头侧扩散。向尾端置管时易向尾侧扩散，导管误入椎间孔，出现单个神经阻滞现象。

3）注药速度愈快，容量愈大则阻滞平面越广，反之阻滞平面越小。

4）婴幼儿和老年人、全身情况差、脱水、贫血、血容量不足、腹内压增高等阻滞平面可能增宽。

5）穿刺完毕须开放静脉后，才能开始注射试验剂量。

6）注药后观察病情，有无腰麻征象，监测血压、脉搏、呼吸、神志、SpO_2等，并鼻导管吸氧。

7）测定麻醉阻滞平面，针刺皮肤痛觉是否消失，腹肌是否松弛。

8）血压下降最常见于注药 20 分钟内，可通过补充血容量或血管收缩药（如麻黄碱）予以纠正。

9）阻滞平面过高可出现呼吸抑制，仔细观察病人呼吸，做好急救准备。出现呼吸变慢或停止时可面罩加压给氧或气管内插管。

10）因硬膜外阻滞不能很好地消除内脏牵拉反应，常出现恶心、呕吐等症状，可静注氟哌利多或格拉司琼等解除或减轻症状。

（7）失败原因：

1）阻滞范围不能满足手术要求：①穿刺点选择不当，距离手术部位太远；②因多次硬膜外穿刺至硬膜外腔形成粘连，致使局麻药扩散受限。

2）阻滞不全，病人常出现肌肉不松弛或有痛感：①局麻药物的浓度较低或容量不足以致出现阻滞不全；②导管置入椎间孔或偏于一侧；③导管在硬膜外腔的方向改变。

3）完全无效：①硬膜外导管完全脱出硬膜外腔；②导管误入血管或被血块所阻塞；③导管与皮肤成角打折。

（8）并发症及处理：

1）全脊椎麻醉：导管误入蛛网膜下腔未被发现，致大量局麻药误注，产生全部的脊神经被阻滞，甚至脑室被阻滞。注药后 1～5 分钟内病人说话无力，呼吸困难或停止，血压骤降.痛觉全无，意识丧失等。①处理原则：维持病人的呼吸和循环功能，先面罩给氧.辅助呼吸，呼吸停止时气管插管行人工呼吸。纠正低血压，胸外心脏按压等。②预防措施：防止穿破硬膜，不能确定在硬膜外腔者不是管不住药；避免使用单次硬膜外给药法；强调试验剂量，观察 5 分钟。无腰麻征象后再继续分次追加药量。

2）脊神经根或脊髓损伤：脊神经损伤主要损伤后根，临床表现为受损的脊神经根分布区疼痛，典型伴发表现为咳嗽或用力憋气时疼痛或麻木加重。脊髓损伤的程度不一，临床表现也不一致。严重损伤时，病人感剧痛，即刻出现软瘫，预后不良。

脊髓损伤与神经根损伤的鉴别要点为：①神经根损伤当时有“触电”或痛感，而脊髓损伤为剧痛，偶伴一过性意识障碍；②神经根损伤很少有运动障碍；③神经根损伤感觉缺失仅限于所损伤的支配区。

治疗措施包括脱水和激素治疗。强调以预防为主，穿刺小心，努力提高穿刺技术。

3）导管折断：①置管遇到困难后回拔导管，针口斜面将导管割断；②导管老化变脆，椎板或韧带将导管夹住，出现拔管困难，强力拔管时将导管折断；③导管置入过深而打结致拔管困难。

遗留在硬膜外腔的断管可先不做处理，用抗生素预防感染，出现感染或出现神经根压迫症状可手术取出。出现拔管困难时可暂缓拔管，局部使用局麻药让其松弛或病人情绪稳定后再试行拔管。禁止使用陈旧、老化、变质的导管。

4）硬膜外血肿：一旦发生血肿，可能并发截瘫。开始出现背痛，逐渐出现肌无力、下肢麻木等神经压迫症状；椎管造影、CT、磁共振可明确诊断。预后取决于早期诊断和及时手术。对凝血机制障碍或正在抗凝治疗的病人，禁用硬膜外阻滞。遇有硬膜外出血者可多次少量盐水冲洗。

5）严重低血压：主要发生于血容量不足、年老体弱及严重水、电解质失衡者，心功能不全及高血压者亦常发生。主要原因为阻滞范围过广，病人耐药力差，血管广泛扩张后回心血量急剧减少所致。临床主要表现为血压急剧下降、心动过缓、说话无力至呼吸停止等。处理原则是及时补液，使用升压药和呼吸支持等。

6）误入血管：硬膜外间隙有丰富的血管，特别是妊娠晚期，所以穿刺针和导管易误入血管。局麻药直接注入血管后会产生毒性反应，病人会出现抽搐、头昏或心血管虚脱。预防措施为多次反复回抽无血液后才注射局麻药。

7）感染：硬膜外腔及蛛网膜下腔由于无菌技术不严，或病人本身存在细菌感染病灶均可引起感染。蛛网膜下腔感染时可出现脑脊膜炎症状，如寒战、头痛、发热、颈项强直等。

8）气胸或穿破胸膜：胸段穿刺时针偏向一侧进针过深，可能会穿破胸膜，甚至会产生血气胸等。

9）脊髓前动脉综合征：为脊髓前动脉血流障碍引起脊髓前角缺血或坏死。临床表现主要为运动功能障碍。诱发的原因可能有：①脊髓前动脉原有病变；②局麻药中肾上腺素含量过高致血管持续性收缩；③麻醉期间长时间低血压。

预防措施主要为术中维持血压稳定，肾上腺素浓度不要过高。

（9）小儿硬膜外阻滞：

1）解剖和生理：①小儿硬膜盲端终止于 S3 水平，较成年人低 1 间隙；②小儿脑脊液容积大于成人；③小儿由于硬膜外腔无脂肪填充，局麻药扩散好；④皮肤至硬膜外腔距离小；⑤小儿血流动力学稳定。

2）适应证和禁忌证：小儿硬膜外阻滞的适应证和禁忌证与成年人相同。

3）穿刺技术及用药：①大部分小儿需要在基础麻醉状态下进行穿刺，合作者及新生儿可不用全身麻醉；②对于餐后及上腹部、胸腔手术可在气管插管后进行穿刺；③胸以下手术可在骶裂孔进行穿刺，取侧卧位，确定骶裂孔的位置进行穿刺；④腰部穿刺与成人基本一样，最好采用“阻力突然消失法”；⑤常用药物为利多卡因 10 mg / kg，丁哌卡因 2.5 mg / kg。

3. 骶管阻滞：经骶裂孔穿刺注射局麻药以阻滞骶神经称为骶管阻滞，属硬膜外阻滞的一种方法，主要适应于肛门、直肠、会阴部手术，也可适应于婴幼儿及学龄前儿童下腹部手术。

（1）定位方法：先摸清尾骨尖，沿中线向头端方向摸到一弹性的凹陷，称为骶裂孔。在骶裂孔两侧各有一黄豆大小的骨质隆起称为骶角。两骶角连线的中点即为穿刺点。

（2）穿刺方法：

1）病人取侧卧位或坐位均可进行穿刺，常规消毒皮肤，局部麻醉下穿刺针经皮垂直刺入。

2）当针尖触及骶尾韧带时可有弹性感，过骶尾韧带时可有阻力消失感，提示针尖已达骶管腔。

3）将针干向尾端倾斜与皮肤呈 30° ～45° 角，再进针 1～2 cm，回抽无血液及脑脊液。

4）经证实在骶管腔后注射试验剂量的局麻药，观察 5 分钟无腰麻征象，再分次注射药物。

5）成人用量为 2%利多卡因 10～15 ml. 小儿为 8～10 mg / kg。

6）穿刺成功的要点在于掌握好针的方向，如遇骨质或管前壁应退针少许。调整针体倾斜度再进针，切勿暴力。

7）骶管血管丛丰富，穿刺时容易出血，对局麻药吸收也快，易出现轻度的中毒反应，如回抽血液较多应放弃此法。

8）骶管解剖变异较大，成功率 75%～80%。现常采用 L4～L5 间隙穿刺，向尾端置管，操作简易，成功率高。

4. 联合阻滞麻醉：近年来，蛛网膜下腔与硬脊膜外腔联合阻滞麻醉应用于经腹盆腔手术取得了满意的效果。

一点穿刺法：①用特制的联合穿刺针在 L2～L3 间隙进行穿刺；②当硬膜外穿刺成功后，用腰麻针经硬膜外针管腔内行蛛网膜下腔穿刺；③当脑脊液流出后注入所需局麻药至蛛网膜下腔；④退出腰麻穿刺针，再经硬膜外穿刺针置入硬膜外导管 3～5 cm；⑤退出硬膜外穿刺针，固定硬膜外导管。

第三节　基础与强化麻醉

一、基础麻醉

在病人进入手术室前，先使病人处于睡眠状态的方法，称为基础麻醉。目的是使病人入睡、消除手术前的精神创伤，但无镇痛作用，故不能作为单独的麻醉方法。

1. 硫喷妥钠基础麻醉：

（1）药物剂量及用法 硫喷妥钠基础麻醉主要用于 6 岁以内小儿，常用 2.5%的硫喷妥钠，用量为 15～20 mg / kg。深部肌注，1 岁以内婴儿及体弱儿酌情减量。

（2）注意事项：①2.5%硫喷妥钠为强碱性. 肌注时一定深部肌内注射，不能注入皮下，更不能注入坐骨神经；②总用量不能超过0.5 g；③3个月内婴儿易发生呼吸抑制，最好不用；①加用麻醉性镇痛药等有协同作用。可导致呼吸抑制，必须注意。

2.氯胺酮基础麻醉：

（1）用药剂量及用法：目前小儿基础麻醉主要选用氯胺酮，它是一种具有深度镇痛作用的静脉全麻药，且对循环、呼吸抑制轻。用法为4～6 mg / b，肌注。

（2）注意事项：①氯胺酮易引起麻醉后精神症状，常在给药前给予镇静类药物；②氯胺酮刺激唾液分泌，增加术后恶心、呕吐发生率，麻醉前给予足量抗胆碱药预防。

3.静脉基础麻醉：成年病人或大龄儿童在进入手术室前，情绪过度紧张、焦虑、恐惧，或精神病人不合作时可考虑在病房静脉给药，使其入睡后送入手术室。

（1）用药方法：主要给予镇静、催眠药。①咪达唑仑：0.05～0.1 mg / kg，缓慢静注入睡；②丙泊酚：0.5～1 mg / kg缓慢静注入睡；③氯胺酮：1 mg / kg静注。

（2）注意事项：①必须观察呼吸情况，先准备呼吸囊、面罩，随时准备供氧；②给药时注意血流动力学情况；③尽量少量用药，入睡即可。

二、强化麻醉

在局部麻醉、椎管内阻滞时辅以神经安定镇痛术或催眠、镇静类药物，以完善上述麻醉方法的不足，称为强化麻醉。其目的是弥补某些麻醉方法的不足，催眠、镇静、止痛，降低应激反应，减少内脏牵拉反应，减轻病人焦虑、恐惧情绪，还可减少麻醉药用量。

1.局部麻醉强化方法：局部麻醉包括局部浸润麻醉和各种神经阻滞麻醉，可出现下列情况。①病人意识清醒，故有紧张、焦虑表现；②易造成手术部位阻滞不完善；③大剂量局麻药易引起中毒表现。强化麻醉可减轻或消除上述不足。

（1）强化用药：目前常用于局部麻醉的强化药物如下。①氟哌利多、芬太尼合剂（简称英诺娃）：剂量为氟哌利多5 mg加芬太尼0.1 mg稀释至10 ml，首量用1/3～1 / 2量，随后可追加2～3 ml；②咪达唑仑：3～5 mg静注，具有镇静、遗忘作用；③哌替啶、异丙嗪合剂（杜非合剂）：哌替啶100 mg加异丙嗪25 mg稀释至10mi。首量用1 / 3～1 / 2量，根据情况追加1 / 3～1/2量；④丙泊酚：1 mg/kg静注或25～75 μg/（kg·min）持续静滴；⑤氯胺酮：0.1%浓度，持续静滴。

（2）注意事项：①严格禁食的病人方可使用；②用药注意剂量适当，以免引起呼吸抑制。

2.椎管内阻滞强化方法：椎管内阻滞常可出现下列情况。①病人清醒可产生焦虑、紧张情绪；②麻醉平面不足，导致疼痛；③内脏牵拉痛不能消除；④长时间固定体位引起不适、疲劳。强化麻醉可减轻或消除上述不足。

（1）强化用药：上述局部麻醉强化用药均可使用。

（2）注意事项：①椎管内阻滞，特别是高位硬膜外阻滞，易引起氧供不足、低血压，用药时要特别注意氧供、血流动力学情况；②麻醉效果欠佳时，首先需使麻醉完善，不能盲目使用镇静、镇痛药，以免用药过量，造成呼吸循环抑制。

第四节　静脉麻醉

将全麻药注入静脉，经血液循环作用于中枢神经系统而产生全身麻醉作用的方法称为静脉麻醉。

一、分类

1.根据给药顺序分类：分为静脉基础麻醉、静脉诱导麻醉和静脉维持麻醉。

（1）静脉基础麻醉：手术日晨在病房静注小量速效巴比妥类药，或苯二氮唑类镇静药，待病人入睡后送入手术室进行麻醉，称为静脉基础麻醉。主要用于过度紧张、恐惧的病人。

（2）静脉诱导麻醉：静注全麻药，使病人由清醒进入睡眠状态，睫毛反射消失的过程称为静脉诱导麻醉。各种静脉麻醉药均可用于诱导麻醉，目前临床常用药有咪达唑仑、丙泊酚、依托咪酯、氯胺酮、硫喷妥钠等。

（3）静脉维持麻醉：麻醉诱导后继续经静脉分次注药或连续输注以维持麻醉全过程，称为静脉维持麻醉。静脉麻醉药均可用于维持麻醉。

2.根据给药方法分类：分为单次注入法、分次注入法和持续注入法。

（1）单次注入法：一次注入较大剂量的静脉麻醉药，以迅速达到需要的麻醉深度。单次注入法常作基础麻醉、麻醉诱导及简短手术使用。但须注意剂量，防止过量。

（2）分次注入法：一次注入较大剂量静脉麻醉药.达到一定麻醉深度，保留静脉通路，随后根据术中病人反应及麻醉深度分次追加麻醉药物，以维持麻醉。注意用药总量必须控制，以防药物蓄积导致呼吸、循环抑制。

（3）持续注入法：在麻醉维持期间，根据手术需要，用不同速度连续注入静脉麻醉药，以一定血药浓度维持适当的麻醉深度。本方法应使用半衰期短、在体内无蓄积、代谢快的药物。

3. 根据用药的种类不同分类：分为单一药物静脉麻醉和复合静脉麻醉。

（1）单一药物静脉麻醉：用一种静脉全麻药完成麻醉的方法。方法简单，但总药量受限制，麻醉效果不易完善、全面。

（2）复合静脉麻醉：采用 2 种以上的静脉全麻药，根据各药不同特点，达到镇静、催眠、镇痛及肌肉松弛的完美效应，可用于长时间手术，又称平衡麻醉。是目前常用的麻醉方法。

二、静脉麻醉

（一）硫喷妥钠静脉全身麻醉

【适应证】①各种全身麻醉诱导麻醉；②乳腺炎或其他脓肿的切开引流；③骨折、脱臼等闭合复位；④抗惊厥治疗；⑤电休克病人的麻醉。

【禁忌证】①心功能不全、重度心肌缺血病人；②休克、低血容量、全身衰竭病人；③呼吸功能不全，呼吸道不通畅，如喉头水肿、口底脓肿、肿瘤等；④严重肝、肾功能不全；⑤紫质症、先天性卟啉代谢紊乱病人；⑥婴幼儿；⑦产妇分娩或剖宫产。

【用药方法】

1. 麻醉诱导：用 2.5%硫喷妥钠 4～5 mg / kg，以 1 ml / 5 s 的速度缓慢分次注入，直至病人入睡，睫毛反射消失。一般成年男性用药量不超过 15 ml，女性不超过 12 ml，总量以 20 ml 为限，继以肌松药注入，肌肉松弛后即可气管内插管。

2. 短小手术、心脏电复律等，用 2.5%硫喷妥钠静注，药量 3～5 ml，稍停后观察病人呼吸、血压和脉搏变化，酌情再追加 5～10 ml，直至睫毛反射消失，轻夹皮肤无反应。可开始手术，进入麻醉状态后每隔 2～3 分钟注药 1～2 ml，总量成年人限制在 1 g 以内。

3. 电休克麻醉：精神科病人采用电休克治疗时，采用硫喷妥钠麻醉后进行，明显减轻病人电休克带来的痛苦和恐惧及身体损伤。用量为 2.5%硫喷妥钠 3～4 mg / kg，缓慢静注，至病人睫毛反射消失，给琥珀胆碱 0.8～1 mg / kg，面罩加压给氧，肌颤消失后开始治疗，此法安全、有效，苏醒快。

4. 抗惊厥治疗：用 2.5%硫喷妥钠 3～4 ml，缓慢静注，观察疗效，如不佳可重复注射，至病人安静。要注意呼吸和循环变化，注意给氧。

【并发症及处理】

1. 呼吸抑制：硫喷妥钠对呼吸有明显抑制作用，特别是大量快速给药更易出现。处理：①停止给药，立即面罩加压给氧、人工呼吸；②加用肌松药后气管内插管。

2. 喉痉挛：麻醉期间刺激副交感神经丰富的器官可引起喉痉挛。处理：①术前用药给予吗啡和阿托品有预防作用；②面罩加压给氧；③仍无改善，快速给琥珀胆碱后气管内插管。

3. 低血压：常因给药过快或剂量过大所致，尤其对高血压、心脏病或衰弱病人更易引起。处理：面罩给氧，气管内插管的同时静注麻黄碱 15～20 mg；适当加快输液速度。

【注意事项】①注意注药速度，边给药边观察病人呼吸、循环变化。②硫喷妥钠有抑制交感神经作用，易引起咳嗽、喉痉挛，术前用吗啡和阿托品有预防作用。

（二）氯胺酮麻醉

【适应证】①短小手术、体表手术和各种诊断性检查，烧伤清创、切痂植皮等；②诱导麻醉，适用于小儿或全身情况差、休克、低血压病人；③局部麻醉、神经阻滞及硬膜外阻滞镇痛不全时，用作辅助麻醉；④用于支气管哮喘病人。

【禁忌证】 ①血压超过 160 / 100 mmHg（21.3 / 13.3 kPa）的严重高血压，有脑血管意外更属禁用；②颅内压增高；③眼压增高，眼球开放损伤时需要眼球固定的手术；④心脏代偿功能不全、心肌缺血、心绞痛、心肌病；⑤甲状腺功能亢进、嗜铬细胞瘤；⑥癫痫、精神分裂症。

【用药方法】

1. 肌注法：主要用于小儿基础麻醉，4～6 mg / kg，给药后 3～5 分钟起效，持续 15～30 分钟。

2. 静注法：适用于成年人、年龄小的儿童、短时间手术。首量 1～2 mg / kg，缓慢静注，1～2 分钟起效，追加量为首剂 1/2 至全量，总量最好不超过 6 mg / kg。

3. 连续静滴法：将氯胺酮 100 mg 加入 5%葡萄糖注射液或生理盐水 100 ml 内，稀释成 0.01%浓度，先单次给氯胺酮 2 mg / kg 静注. 手术开始继续静滴 0.1%氯胺酮液，40～60 滴/h，根据病人麻醉深度逐渐减量。手术后期滴速可减慢至 10 滴 / min 左右。

【并发症及处理】

1. 血压增高，心率增快：氯胺酮有交感兴奋作用。一般给药初期出现，对血压正常病人影响不大，对有心肌缺血、高血压病人则有可能出现心、脑血管意外，故对此类病人小心使用或不用。

2. 呼吸抑制：麻醉中的呼吸抑制并不少见，多因注药过快所致，一般为一过性。处理：加强呼吸管理，减慢注药速度。

3. 苏醒延迟：长时间静滴可引起药物蓄积，苏醒延迟。处理：注意合理用药，控制总量。

4. 苏醒期精神症状：单独用氯胺酮苏醒时常有异常兴奋现象，还可表现狂躁、幻觉、噩梦、复视等。处理：①麻醉前给镇静药；②出现症状时，给地西泮或硫酸硫喷妥钠均可控制上述症状。

【注意事项】①麻醉期应加强呼吸管理，维持呼吸道通畅；②注意氯胺酮的麻醉后精神症状，可加用苯二氮唑类镇静药；③肌肉不自主动作较多见，一般无须治疗，麻醉中肌紧张也不是浅麻醉表现，不需加药。

（三）羟丁酸钠静脉麻醉

【适应证】①麻醉诱导，羟丁酸钠起效慢，麻醉后下颌松弛，在表面麻醉下可行气管内插管；②辅助麻醉，该药为单纯催眠药，无镇痛功效，用于静脉普鲁卡因、神经安定镇痛、氯胺酮复合麻醉时辅助用药，可延长和协同上述药物的麻醉作用；③小儿基础麻醉，常与氯胺酮复合，能加强并延长氯胺酮的作用。

【禁忌证】①严重高血压；②严重心脏传导阻滞或左束支传导阻滞；③病态窦房结综合征、严重心动过缓；④癫痫和惊厥史。

【用药方法】

1. 麻醉诱导：成人 50～80 mg / kg，小儿 80～100 mg / kg 缓慢静注，体质差、休克、衰老病人减量，婴幼儿可用较大剂量。

2. 复合其他静脉麻醉药维持麻醉：在给羟丁酸钠首量后 1 小时追加 1 / 2 量，维持时间仍为 1 小时。

【并发症及处理】

1. 心率减慢：术前给予足量阿托品可预防，术中出现心率减慢（<50 次/min）也可给予阿托品治疗。

2.血压增高：尤其对老年人。增高血压作用明显，对老年人、有高血压病史者慎用。

3.锥体外系症状：均因静脉给药过快所致，表现为四肢不自主运动，面部肌肉颤动。处理：①给药前用镇静药可减少发生；②一旦出现暂停给药可缓解。

【注意事项】①注意注药速度不能太快，易出现锥体外系症状，如肌肉颤动、手脚不自主活动等；②易引起心动过缓，应注意监测心电图；③羟丁酸钠可降低血钾，虽不影响正常人血钾，但有血钾降低疾病的病人则应不用羟丁酸钠。

三、静脉复合麻醉

静脉复合麻醉的原则为：①首先复合药物需满足手术的需要而搭配，即催眠、镇静、镇痛、遗忘、肌肉松弛；②掌握各种药物的药理学，注意药物之间的相互增强作用，还要注意协同及拮抗作用；③静脉维持用药应选用半衰期短、在体内代谢快的药物，以使病人在术后尽快神志完全恢复正常；④维持病人生理功能稳定，注意适应证的选择，如心功能不全的病人选用芬太尼麻醉比硫喷妥钠好。

（一）普鲁卡因复合麻醉

普鲁卡因复合麻醉为在临床上使用时间较长的一种麻醉方法，因其诱导和苏醒较快，呼吸道分泌物不增多，术后并发症少而广泛应用于临床。

【适应证】①头颈、四肢、脊柱等全身浅表大、中型手术；②与肌松药合用于胸、腹腔等需肌肉松弛的手术。

【禁忌证】①对普鲁卡因过敏者；②严重心功能不全病人；③颅内压增高、肾功能不全需限制输液者；④休克或恶病质病人；⑤新斯的明可延长普鲁卡因水解，故重症肌无力病人慎用或不用。

【用药方法】

1.术前用药：同其他全身麻醉。

2.麻醉诱导：使用目前常用的麻醉诱导药，如咪达唑仑、硫喷妥钠、丙泊酚等诱导麻醉，加用肌松药后气管内通管。

3.麻醉维持：

（1）药物配制：习惯配制为5%葡萄糖注射液500 ml，加普鲁卡因5 g、哌替啶100 mg，此液为1单元，需要肌肉松弛者再加琥珀胆碱200 mg。现在可以0.1%氯胺酮、芬太尼0.1～0.2 mg等代替哌替啶。从第2单元起，不用哌替啶，如需要酌情追加。

（2）使用剂量：成年人第 1 小时需 200～300 ml，第 2 小时 1 00～200 ml，以后逐渐减量。

【并发症及处理】

1. 呼吸抑制：由于复合使用肌松药和麻醉性镇痛药可引起呼吸抑制。处理：①麻醉诱导气管内插管后使用；②苏醒期注意减慢滴药速度；③完全呼吸恢复后气管拔管。

2. 血压下降、心率减慢：一旦 2 种状态同时出现，常提示心脏传导系统及心肌受抑制。处理：①停止滴入复合液；②对症处理。

3. 惊厥：普鲁卡因为局麻药，用药时出现惊厥，表示出现局麻药中毒，主要为单位时间内进药太快所致。处理：①立即停止用药；②给少量镇静止惊药物，如地西泮、硫喷妥钠；③惊厥停止后，减慢滴速或改用其他全身麻醉方法；④一旦出现心搏骤停，按心肺复苏处理。

【注意事项】①注意呼吸抑制，必须在气管内插管和呼吸管理下施行本麻醉；②严格注意用药速度，开始为 60～100 滴 / min，但老年、体弱、贫血病人减量，以免引起血压下降、心动过缓等循环抑制现象；③注意普鲁卡因中毒引起惊厥，控制入量；④全身麻醉诱导后方可使用普鲁卡因合剂，以免引起心律失常；⑤高铁血红蛋白症可用亚甲蓝（亚甲蓝）纠正。

（二）芬太尼静脉复合麻醉

芬太尼具有比吗啡作用强、毒性低，对循环影响轻，时效短，术后自主呼吸恢复快等优点，故芬太尼已取代吗啡复合麻醉。

【适应证】①各种心内直视手术；②3 岁以上小儿及成人各类大、中型手术的全身麻醉。

【用药方法】

1. 心内直视手术：

（1）麻醉诱导：先面罩去氮 5 分钟，然后芬太尼 5～15 μg / kg、咪达唑仑或丙泊酚肌松药静注，气管内插管。

（2）麻醉维持：根据手术大小. 芬太尼用量分为小剂量（30μg / kg 以下)、中剂量（50μg / kg)、大剂量（100 μg / kg）3 种。麻醉维持期，在转流前经单次、分次或静滴 3 种方式的任一种注入芬太尼，以维持血流动力学平稳为原则。停止体外转流后，血流动力学平稳状态下，可酌情静注芬太尼 5～10 μg / kg。

2. 其他非心内直视手术：

（1）麻醉诱导：面罩吸氧去氮后. 先静注芬太尼 2～5 μg / kg，再给咪达唑仑或丙泊酚或硫喷妥钠，加肌松药后气管内插管。

（2）麻醉维持：在各种静脉麻醉维持下。或吸入麻醉维持中，分次静注芬太尼 0.1~0.2 mg，总量不超过 15～30 μg / kg，以增强麻醉效果。

【并发症及处理】

1. 低血压：芬太尼对循环抑制较轻，但如存在心动过缓或血容量不足，与其他静脉麻醉药复合使用. 也可出现低血压，应及时处理。

2. 心率：芬太尼也可使心率减慢，阿托品可预防。

3. 胸壁肌肉强直：芬太尼静注时可引起胸壁强直，造成通气困难，使用肌松药可改善。

4. 延迟性呼吸困难：无呼吸监测的各种术后. 有可能引起延迟性呼吸困难。处理：①对此类病人芬太尼用量不能过大，最好在 30 μg 以内；②严密监测呼吸情况、SaO_2，一旦出现呼吸困难，立即上氧、辅助呼吸。

（三）丙泊酚静脉复合麻醉

丙泊酚为新型快速、短效静脉麻醉药，除催眠、镇静作用外，尚可加深麻醉达到镇痛效果。

【适应证】①单独使用，常用于门诊短小手术、无痛人流、胃镜、肠镜等；②复合用药可用于各种手术。

【给药方法】

1. 麻醉诱导：丙泊酚 2 mg / kg 静注，老年、体弱减量。需要肌肉松弛、长时间手术加用肌松药，气管内插管。

2. 麻醉维持：小手术用分次注入，大手术可采用静滴法，合用芬太尼或其他静脉麻醉药。

【并发症及处理】

1. 注射痛：静注丙泊酚时，50%～75%的病人产生注射局部疼痛。处理：①在乳剂中加入 0.01%利多卡因；②预先用麻醉性镇痛药；③尽量通过大静脉给药。

2. 血压下降、心率减慢：丙泊酚能产生心血管抑制，可引起剂量依赖性血压下降，心排血量降低。处理：少量给药，对症处理。

3. 呼吸抑制：丙泊酚可引起剂量依赖性呼吸频率和潮气量降低. 一般时间短暂。处理：慢速给药，注意供氧。

【注意事项】主要注意对心血管的抑制，特别是老年体弱者。

第五节　吸入麻醉

将吸入麻醉药通过机械回路吸入病人的肺泡，形成麻醉药气体分压弥散入血，进入中枢神经系统，产生抑制作用，称为吸入麻醉。其优点为易于调控，药物在体内代谢少，可控性强，安全、有效；缺点为需专用设备，环境易受污染。

【分类】吸入麻醉的分类按使用的装置及使用方法的不同，有许多分类方法，但通常以其功能来分类。麻醉系统的功能要求考虑重复吸入的问题，按重复吸入程度及二氧化碳吸收装置的有无分为开放法、半开放法、半紧闭法、紧闭法 4 种。

1. 开放法：

（1）开放滴入法：开放滴入法是用金属网麻醉面罩，覆盖 4～8 层纱布，放在病人口鼻上，只适用于挥发性液体麻醉药，常用乙醚，而氟烷、甲氧氟烷、恩氟烷可用于诱导的开始阶段。

本法装置及操作简单，呼吸阻力及机械无效腔小，适用于小儿。但乙醚对呼吸道刺激大，麻醉深度不易控制，术后恶心、呕吐发生率高，污染环境，易引起燃烧、爆炸，故目前已很少应用。

（2）吸入法：将氧和麻醉蒸气的混合气体通过简单管状装置吹入病人的口咽或气管内，病人呼出气体，排至空气中。此法有口腔、鼻咽和支气管镜侧管吹入法。

吸入法适用于有充分自主呼吸，2 岁以下小儿的麻醉维持。其优点为设备简单、呼吸道阻力小；缺点为无法加深麻醉，吹入气量大使呼吸道干燥、污染空气。

（3）无重复吸入法：吸入相时储气囊内的新鲜气体通过吸气活瓣吸入人体，呼气相时通过另一呼气活瓣使呼出气体全部排至大气中，称为无重复吸入法。吸气与呼气活瓣构成一体，称为无重复吸入活瓣。其优点为：①无效腔及呼吸阻力小，故适用于婴幼儿：②可行辅助及控制呼吸；③用于麻醉诱导前去氮及苏醒期麻醉气体排出。其缺点为因呼气均排出，长时间使用使呼吸道干燥，丢失热量。

2.半开放法：呼气大部分排至大气中，一部分（小于1%的二氧化碳）被重复吸入。一般不影响生理功能。吸入麻醉的通气系统中，没有重复吸入活瓣及二氧化碳装置的二氧化碳洗除回路，由麻醉机输出的麻醉气体、蒸气及氧气进入储气囊和储气螺纹管.与病人部分呼出气混合后被病人吸入。优点：可进行辅助呼吸和控制呼吸。

分类：Maplesen于1954年根据有关活瓣、储气囊、螺纹管及新鲜气体的流入位置，将此系统分为A、B、C、D、E 5种类型。因现在很少使用，不一一讲述。

3.半紧闭法：半紧闭装置中不用二氧化碳吸收器，供气量较大，呼出气中大部分二氧化碳经回路中的通气活瓣排至大气。有不到1%浓度的二氧化碳重复吸收。本法又称为Magin系统，在北美又称为半开放法。

半紧闭装置在国外采用较普遍，主要用于氧化亚氮一氧吸入全身麻醉，类型变异较多，因我国使用较少，不予列出。

4.紧闭法：在循环紧闭的装置中，利用低流量，使用二氧化碳吸收器的麻醉通气系统，病人呼出气体经二氧化碳吸收器全部重复吸入，不与外界相通，循环反复进行全身麻醉的方法称为紧闭法。

（1）来回式紧闭法：由蒸发器、二氧化碳来回吸收器和储气囊组成，优点是不需用导向活瓣、呼吸阻力小，缺点为二氧化碳吸收装置紧接面部。目前已很少使用。

（2）循环紧闭法：是目前广泛使用的方法。基本结构包括新鲜气流入口，麻醉气体蒸发器，二氧化碳吸收器，呼、吸气导向活瓣，呼、吸气螺纹管，储气囊。优点：二氧化碳排除安全、气体流量小、耗费药量少，麻醉药浓度容易控制，不与外界相通，不污染环境，减少体内热量丢失，呼吸道保持湿润等。缺点：该装置呼气阻力较大，结构复杂，掌握不当，易出现故障，导致严重意外，故需掌握机器的使用方法，方可麻醉。

5.其他：T型管装置是1937年由Ayre设计使用，为高流量的麻醉通气系统，又称为Agre-T型管装置。其特点为：①较细的竖管接气源，横管一端接气管导管，另一端开放于大气中；②T型管无活瓣，故呼吸阻力和无效腔小，故适用于3岁以内婴幼儿麻醉；③因供气流量大，消费麻醉药多，污染环境，易造成呼吸道干燥.热量丢失。

【麻醉管理】

1.麻醉前准备工作：在麻醉开始前.麻醉医师必须把吸入麻醉需用的一切用具准备妥

当。

（1）麻醉机的准备及检查：①麻醉机各部件是否齐全；②麻醉蒸发器内有无药物，注入麻醉是否正确；③碱石灰是否变色，能否继续使用；④气源是否足够，氧化亚氮、氧气接口是否正确；⑤吸、呼气活瓣是否工作正常；⑥各管道连接处有无漏气。

（2）各种用具准备：①气管内插管装置是否齐全。喉镜工作是否正常；②抽吸器有无负压，可否工作；③各种监护设备准备工作。

2. 麻醉诱导：

（1）静脉快速诱导：麻醉诱导目前均以静脉麻醉药快速诱导，用静脉药诱导迅速、平衡。

（2）面罩吸入麻醉诱导：

1）适应证：目前临床上较少使用，适用于不宜用或不能建立静脉通路的病人及不易开放静脉的小儿等。

2）给药方法：为给氧去氮后，面罩紧扣病人面部，低浓度吸入麻醉药，吸入麻醉药以氟烷为佳，因该药气味芳香，起效较快。也可选用其他麻醉药。仔细观察病人，保持呼吸道通畅，直至病人对刺激反应消失。

3）注意事项：①保持呼吸道通畅，防止呼吸道梗阻；②防止反流、误吸。

3. 麻醉维持：麻醉诱导达到足够深度后手术开始，即麻醉进入维持期。

（1）麻醉深度判断：在麻醉维持期间，麻醉深度的调节至关重要。古老的乙醚麻醉分期体征已不适用于现代的卤烷类吸入麻醉药。现代麻醉分期，临床上通常将麻醉深度分为浅麻醉、手术期麻醉和深麻醉，吸入麻醉药浓度可根据呼吸、循环、意识、感觉、运动神经及自主神经来判断（表 3-1）。

表 3-1　全身麻醉深度判断标准

	呼　吸	循　环	运动、自主神经功能
浅麻醉	不规则，咳嗽，呼吸囊加压有阻力，喉痉挛	血压升高，心率增快	有吞咽，甚至呕吐、出汗、分泌物多，眼睑反射存在. 流泪，手术刺激有体动反应
手术期麻醉	规律，呼吸囊加压，阻力降低		浅期反射基本消失

深麻醉	变浅或无呼吸	血压下降	瞳孔散大，对光反射消失

（2）注意事项：①维持足够的麻醉深度，通过观察生理征象和对手术刺激的反应来不断评估。麻醉医师应根据手术操作步骤，预见手术刺激强度来控制麻醉深度。②严密观察血流动力学变化：能辨别其变化是手术操作所致还是麻醉深度或自主神经反射所致。③掌握各种吸入麻醉药特点，选择用药。④保持足够的肺通气。维持期间，病人可以是自主呼吸、辅助呼吸或控制呼吸，要通过不断观察病人，听呼吸音，查看麻醉机和监测仪来观察通气是否充足。

【并发症及处理】

1.呕吐、反流及误吸：

（1）原因：①吸入麻醉诱导法时出现呼吸道梗阻，用力吸气胸内负压增高，可造成反流、误吸。②面罩加压给氧进入胃内，胃内压力增高出现呕吐、反流。③孕妇腹内压增高、肠梗阻等引起呕吐、反流。

（2）预防：

1）禁食、禁饮：对减少呕吐、反流非常重要，一般术前禁饮食 4～6 小时，婴儿停止喂奶 4 小时，禁水 2 小时。

2）对饱胃病人，尽量采用局部麻醉或椎管内阻滞，对必须全身麻醉，又不能拖延的病人应采取以下措施：①插入胃管，尽量抽吸胃内容物；②术前服用提高胃液 pH 和减少胃液的药物，如西咪替丁 300 mg，口服或肌注。③如可能采用清醒气管内插管后再诱导麻醉。

（3）处理：一旦在吸入麻醉药出现呕吐、误吸，要当机立断做好处理。

①立即使病人处于头低位，以便呕吐物引流；②经口腔明视下吸引和清除呕吐反流物；③尽量保持呼吸道通畅，通过面罩给氧；④气管内插管内清洗双肺内反流物，用生理盐水 5～10 ml 注入气管内，边注边吸反复冲洗；⑤激素治疗：早期应用有可能减轻炎性渗出，缓解支气管痉挛；⑥抗生素治疗，以防治继发性感染。

2.舌后坠，喉痉挛：

（1）原因：

1）舌后坠原因：麻醉诱导后和麻醉毕病人尚未完全清醒，过早拔管，咬肌、下颌松弛，舌根后坠，造成梗阻，表现为鼾声及缺氧。

2）喉痉挛原因：①缺氧、二氧化碳蓄积；②硫喷妥钠等麻醉药使喉部应激性增高，各种刺激均可引起喉痉挛。

（2）处理：

1）舌后坠：一旦发现立即托起病人下颌，放入口咽通气管或再行气管内插管。

2）喉痉挛：停止一切刺激性操作，面罩加压给氧，改善通气，最后可给肌松药解除痉挛，气管插管。

3. 低氧血症：

（1）原因：①吸入麻醉药及其他静脉麻醉药均可引起呼吸抑制，通气量降低；②气管导管阻塞或插入过深；③原有呼吸道感染，呼吸道分泌物过多引起肺不张。

（2）处理：①术前抗感染治疗，改善呼吸道情况；②麻醉中加强呼吸管理，气管内插管辅助或控制呼吸；③注意气管导管通畅度，尽量吸出分泌物。

4. 高热、惊厥：

（1）原因：主要原因为室温过高，空气不流通，小儿体温调节中枢发育不完善更易引起，另外电解质紊乱、神经性疾病均可引起惊厥。

（2）处理：

1）一般发热、惊厥：降温治疗，充足供氧，给予镇静药、止惊。

2）恶性高热：现在恶性高热的发生时有报道，死亡率极高，有家族倾向。处理：①停止一切麻醉药和手术操作；②立即降温；③纠正酸中毒；④目前认为最有效的治疗药物为丹曲洛林。总之，恶性高热出现后重在监测，对症治疗。

5. 低血压：

（1）原因：①吸入麻醉引起低血压与吸入麻醉药剂量有直接的关系，如恩氟烷吸入麻醉时，血压下降是麻醉过深的表现；②术中出血过多；③内脏牵拉；④术中出现心功能不全，每搏输出量下降。

（2）处理：①原因处理；②升压治疗，可用麻黄碱 5～15 mg 静注或多巴胺 1～2 mg 静注；③输液、输血。

6. 高血压：

（1）原因：①麻醉过浅，手术刺激的应激状态；②原发性高血压本身控制不好。

（2）处理：①立即降低血压，可用硝酸甘油 0.1～0.2 mg 静注，或其他静脉使用的快速抗高血压药；②加深麻醉。

7. 心律失常：

（1）原因：①原有心脏疾病；②麻醉过浅（如麻醉浅可引起窦性心动过速或室上速）；③二氧化碳蓄积、缺氧；④有些药物混合使用（如在吸入氟烷时，使用肾上腺素类药）。

（2）处理：①根据不同心律失常对症处理；②病因治疗。

8. 吸入麻醉后期并发症：长时间吸入麻醉药可引起一些肺部并发症。

（1）原因：长时间吸入麻醉药，刺激气管黏膜，使分泌物增加，并抑制气管黏膜上的纤毛运动，使分泌物潴留，造成支气管阻塞，通气不良，可引起支气管炎、肺不张、肺炎等。

（2）处理：

1）支气管炎：多在麻醉后 2 天出现，表现咳嗽较剧，可有低热，一般用抗生素治疗即可。

2）肺不张：小量不张不会引起明显呼吸改变，但急性出现肺段、肺叶或一侧肺萎缩，丧失通气功能，可出现呼吸困难、缺氧而致死。处理：①麻醉结束时，尽量吸除气管内分泌物；②充分扩张肺脏，稍加压通气；③一旦出现肺不张，鼓励病人咳嗽、排痰：④纤维支气管镜清除阻塞分泌物。

3）肺炎：积极抗感染治疗，鼓励病人咳嗽排痰。

第六节　静-吸复合麻醉

在静脉麻醉时，复合以吸入麻醉药共同维持麻醉的平衡，称为静吸复合麻醉。其优点为：①单纯静脉下麻醉深度标志、给药时机与剂量均较难掌握，复合挥发性吸入麻醉药可保持麻醉稳定；②静脉复合可减少或消除用芬太尼、丙泊酚等麻醉带来的术中失效；③复合吸入麻醉可减少静脉麻醉药的用量，苏醒更快，延长肌松药的作用时间，减少肌松药使用。

【操作方法】所有的静脉麻醉方法都可同时复合吸入麻醉。

1. 断续吸气，在麻醉减浅或不宜及不能迅速用静脉全身麻醉加深时，短时间吸入恩氟烷或异氟烷，还可吸入地氟烷等。

2. 持续低浓度吸入恩氟烷或异氟烷，静脉麻醉药可减量。

3. 在静脉麻醉中，持续吸入 1：1 氧化亚氮与氧气，但效果不如与恩氟烷或异氟烷复合。

【注意事项】

1. 应注意药物复合的副作用。

2. 注意吸入麻醉药对呼吸的影响。

3. 注意吸入麻醉对肌松药的影响，防止呼吸恢复延迟。

4. 复合氧化亚氮麻醉时在病人有封闭体腔时（如气胸、颅腔积气、肠梗阻等）禁止使用。

5. 吸入麻醉药浓度应根据病人有无动作、血压和呼吸而调整。

第二章　心脏及大血管手术麻醉

第一节　概述

（一）术前评估

（1）麻醉医师应根据病史、运动耐力、听诊、胸片、超声以及附加试验对下述诊断进行确认。

1)血流梗阻型:有冠心病，主动脉瓣狭窄，二尖瓣狭窄，法洛四联症的右室梗阻和肥厚性心肌病的左室梗阻等。

2)血液反流型:有二尖瓣关闭不全，主动脉瓣关闭不全及三尖瓣关闭不全等。

3）血液分流型：可发生在各种水平如房间隔缺损，室间隔缺损，动脉导管未闭及动静脉畸形等。

（2）病理生理学评估：不同疾病会产生一定的病理生理改变，包括心脏充盈前负荷、心脏射血和心肺分流等。

（3）危险因素：包括患者相关因素，心脏相关因素和手术相关因素。

（4）心脏麻醉下血流动力学管理目标

1）前负荷：法洛四联症或主动脉瓣狭窄患者，应给予足够容量，有负荷和充盈压，避免减少静脉回流和各种因素。

2）心率和心律：法洛四联症和继发性肥厚性主动脉瓣下梗阻患者，心率必须保持在正常水平，使心室有足够充盈和射血。对冠脉搭桥患者，麻醉前应将心率减慢至60次/分以降低心肌氧需主动脉瓣患者要保持窦性心律和心房收缩才能维持足够的血搏出量。

3）全身血管阻力：二尖瓣关闭不全及主动脉瓣关闭不全患者应降低SVR，增加前向血流，减少反。心率应保持在80～90次/分。但主动脉瓣狭窄患者应保持甚至增加SVR，心率应低于80次/分，并保持足够的冠脉血流。

4）肺血管阻力：对肺高压患者，应避免碳酸血症、代谢性酸中毒、低氧和浅麻醉。

5）心肌收缩力：对冠心病、特发性主动脉瓣下梗阻及法洛四联症患者，适当降低心收缩力可能使他们获益。尤其是缺血性心脏病患者，在围手术期减慢心率，降低心脏活动度和扩张冠状动脉可降低心肌氧耗，改善心肌氧供需平衡。

真正危象的有效处理与发生循环意外之间的关键在于是否充分的估计和准备。在麻醉前常有针对准备不同的注射器“栓”：去甲肾上腺素（50或100uG/ml），多巴胺（0.5mg或1mg/ml），山莨菪碱（2mg/ml），2%利多卡因（5ml），肾上腺素（4uG或10uG/ml），硝酸甘油（50或100uG/ml）及异丙肾上腺素（5uG/ml）等。

（二）麻醉原则

（1）保持血流动力学的稳定。

（2）要有足够的麻醉深度，降低应激反应，防止体外循环中麻醉变浅和术后高血压。

（3）保持心肌氧供需平衡，减少心肌缺血和心肌梗死发生率，减轻心肌梗死发生的程度。

（4）加强心肺脑肾和血液五大保护，缩短在ICU的停留时间。

（三）术前用药

1.吗啡和东莨菪碱：成人和儿童一般在术前均应肌注吗啡0.2mg/kg(1岁以下不用）和东莨菪碱0.01mg/kg（最多0.3mg），不用哌替啶。不使用小儿不用术前用药，在入室时肌内注射氯胺铜5～6mg/kg加阿托品0.2～0.3mg作基础麻醉。

2.地西泮：术前1h口服地西泮10mg，以加强镇静。

3.强心药：高血压患者，瓣膜替换术或冠脉搭桥患者，术前已使用的高血压药、强心药、受体阻滞剂或钙通道阻滞剂等不要停药，并一直用到手术当日早晨。

（四）麻醉诱导及托管

1.苯二氮卓类：成人常静脉注射咪达唑仑0.1～0.2mg/kg或地西泮0.2～0.4mg/kg，根据血压掌握推注剂量并注意扩容。

2.依托咪酯：可用于重症心脏病患者诱导。用量0.3mg/kg，最大剂量为20mg.

3.芬太尼：静脉注射3～5uG/kg，可减弱喉反应，静脉注射7～10uG/kg，可消除喉反应，有利于气管插管。

4. 丙泊酚：诱导剂量1～2mg/kg. 易诱发低血压，心脏手术患者慎用。

5. 利多卡因：静脉注射2%利多卡因5ml或利多卡因喷雾可降低心脏手术患者诱导插管时的心血管反应。

6. 肌松药：常用维库溴胺或哌库溴胺0.1～0.2mg/kg，罗库溴铵1mg/kg。

（五）麻醉维持

1. 体外循环前：切皮和纵断胸骨时应加深麻醉。可提前吸入异氟烷或恩氟烷，追加芬太尼20～30uG/kg，静脉注射地西泮10～20mg或氟哌利多5～10mg。

2. 体外循环中：体外循环开始后10min血压往往逐渐升高，必须加深麻醉。常用方法以静脉加深麻醉为主。①持续输注丙泊酚。②静脉注射地西泮10～20mg。③静脉注射氟哌利多5～10mg。④静脉注射氯氨铜50～100mg。⑤加深麻醉基础上持续输注硝酸甘油呈硝普钠0.5～1uG/（kg·min）或静脉注射尼卡地平0.1～0.2mg等。还应注意肌松药的补充。

3. 体外循环后：应重新建立新的“平衡麻醉”，防止高血压。必须有足够深度的麻醉。注用鱼精蛋白前可静脉注射苯海拉明20～40mg预防过敏反应。

第二节　重要脏器的保护

(一)心肌保护

目前两种截然不同的保护方法:一种是阻断升主动脉，使心脏在电机械活动完全静息不进行手术；一种是不阻断升主动脉，让心脏在常温跳动中进行手术。如何选用应根据手术难度，手术者的经验和条件而定。

（二）脑保护

低温是脑保护的主要措施。

（三）肺保护

心脏手术后的肺并发症包括肺不张、肺水肿和灌注肺。保护肺功能应：

（1）术前禁烟，接受咳嗽排痰等呼吸功能训练。

(2)尽量采用用微创心外手术。

(3)体外循环中实施表态膨肺，减少肺不张的发生。

(4)实施快车道麻醉技术，尽早拔管和自主呼吸。

(5)术后自控 ，促进呼吸功能恢复。

(四)肾保护

一靠足够的血容量，二靠心功能。只要有尿液滴下，无特殊原因一般无需给予利尿剂。如肾衰则行血液透析。

（五）血液保护

（1）输血指征Hb80～100G/L。

（2）提高麻醉质量，防止围期高血压，减少术后出血。

（3）血液稀释和血液回收，尽量减少同种输血。

（4）开展“血液麻醉”应用抑肽酶或其他抗纤溶药。

（5）实施微创心外科手术　小切口，不用体外循环等。

第三节　围手术期循环骤停的原因

1)低氧：是最常见的主要原因。

2)麻醉药过量 。

3)触电。

4)过敏反应:抑肽酶和鱼精蛋白易发生过敏反应致循环骤停。

5)高钾与低钾:补钾应当用微量泵输注，根据化验完全补钾。

6)心肌缺血:尤其是左主干或多支病变及自发性心绞痛者，易因冠状动脉痉挛或梗死导致急性心肌缺血，诱发心律心律失常室纤颤。

7)大出血:心脏及大血管手术常因急性大出血、心脏破裂或急性心包心脏压塞生循环骤停。

8)人工瓣膜失灵。

第四节　围手术期心肌缺血的预防

预防的重点是保护心肌氧供需平衡。

(一)降低血流动力学的活动度

受体阻滞剂和钙通道阻滞是降低心脏活动度的两大法宝，手术晨均不应停药。

心动过速是围手术期心肌缺血和心肌梗死的主要原因，就予避酌予大剂量阿片类药降低应激反应，增加心肌氧的作用。

(二)增加冠状动脉口径

硝酸甘油是扩冠状动脉的第一线药物，但缺点是增加心率并降低其缺血的效果。钙通道阻滞药能降低冠状血管阻力，可间断静脉注射或小剂输注。

(三)硬膜外麻醉在心肌缺血患者中的应用

高位使硬膜外麻醉不仅缓解心肌梗死和不稳定型心绞痛，而且可用于术后镇痛。硬膜外置管最危险的并发症是硬膜外血肿形成和永久性截瘫。

第三章　胸科手术麻醉

第一节　胸科手术麻醉的特点

1.呼吸管理为重点：开胸所造成的生理改变，间隙正压呼吸得以克服。

2.必须应用肌松药：肌松药有助于控制呼吸的实施。

3.应用支气管插管（单侧肺通气）使肺脓肿、咳血、支气管胸膜瘘等“湿肺”患者手术安全地进行，缩短了手术时间。

4.应用新的吸入麻醉药：如恩氟烷和异氟烷等，可使患者吸入高浓度的氧，而无燃烧爆炸的危险，外科医师可安全地使用电刀，加快了手术的速度。

5.监测：如血气分析、多功能呼吸监护仪、有创及无创动脉直接测压及CVP的测定，有呼气终末加压(PEEP)等通气技术的应用，改进了术中和术后管理，增加了手术的安全性。

第二节　胸科手术麻醉处理

(一)肺叶切除及全肺切除术

1.肺叶切除术

(1)湿肺患者处理，重点问题是肺隔离，防止分泌物播散至健侧肺内组织。

(2)术前积极做好体位排痰，术中随时吸净留在双腔管内血痰，手术结束吹张双肺前，应彻底吸干净双支气管、气管导管内痰液。吸痰时时间不宜长于20s，吸痰后吹气可免除肺不张。

(3)大量咳血，主要危险是千奇百怪患者上呼吸道急性硬阻、低血容量休克。 急诊咳血患者处理:①24h咯血量大于500ml时，宜作支气管镜检查，并在清醒状态下行双腔支气管插管术，并吸除支气管内血液。②应及时用大剂量止血药止血，疗效不佳时可行手术止血。

2.全肺切除和术麻醉处理

(1手术前必须行分侧肺功能检查，了解肺功能。

（2）手术必须插入双腔支气管导管。

(3)在术者切除全肺组织前，应将气管导管退回气管内，避免切断气管导管。

(4)一侧全肺切除后， 血液循环仅通过健侧肺，使其负担倍增，因此手术特别注意输液量，过量可导致右心衰竭、肺水肿，补充多少据病情而定。

(5)术中、术后应严密监测 SpO_2、BP，EKG,尤其是CVP和肺顺应性，在CVP监测下指导输液输血量。

(6)预防肺水肿:①术中晶体液被充量应小于1500ml，24h液体量小于20ml/kg。②术后应用小剂量毛花苷C或多巴胺维持循环功能稳定。③必要时使用小剂量利尿剂使术后早期尿量维持在0.5ml/(kg·h)以上。

(7)如需置胸控引流管，应置于前胸上部，禁用负压吸引流装置。

(二)食管癌根治术

1.患者特点

(1)多数患者系老年人。全身并发症多，心、肺功能较差，对麻醉而受耐性较差。

（2）术前因食管梗阻致进食困难，营养情况差，常伴有贫血、低蛋白血症、脱水、电解质紊乱，术前必须予以纠正。

(3)术前使用化疗药物如阿霉素可致心脏传导阻滞，ST段改变，左心衰竭和心肌病。博莱霉素有肺部毒性反应，表现为呼吸困难、肺内罗音，严重时出现低啰音症。因此术前化疗患者麻醉时必须重视这方面情况。

2.麻醉处理

(1)开胸时由于切口较大切，麻醉剂量宜增加，尤其是镇痛药和肌松剂。

(2)手术操作压迫心脏，牵拉食管力过大，可引起迷走神经反射致心动过缓和血压降低；手术中助手拉钩压迫心脏可致严重心律失常，并多见室性心律失常，所以术中应密切注意心率、血压、心电图发现问题及时处理，以防患者发生意外。

(3)术者在分享并牵拉主动脉弓附近食管时，对患者刺激圈套麻醉须加深，手术进行到食管吻合完毕关闭好膈肌时，麻醉应减浅，体质差者和老年患者即可停用药。

(4)术前插入胃管，术中食管吻合时需退出，切记固定好，别让胃管脱出食管，若脱出庆在咽喉镜明视下将胃管插入。

（5）为了术后镇痛，术前患者行硬膜外麻醉置入硬膜外导管，术中注入林药浓度不宜太高，量不宜太大（常用1%利多卡因16～20ml间断给药，或0.25%丁哌卡因6～10ml），以免影响术后患者呼吸（主要是通气量减少）。术后首次镇痛药注入硬膜外腔，宜待患者完全清醒，通气量恢复到正常后再注入，并接微量泵行硬膜外自控疼痛治疗。疼痛治疗前8h患者需吸氧并监测EKG、$SpCO_2$，如患者诉呼吸困难，应停用疼痛治疗和给予辅助呼吸肌循环支持。

（6）术中出现双侧气胸及对侧肺缺陷。①原因：分离食管时将对侧鼓膜损伤。②处理：吸出流至对侧胸膜腔液体，同时吹张双肺，防止健肺萎陷。

（7）因食管切除后常将胃提至胸腔，故最好不用N_2O，以免胃胀气影响呼吸功能。

（三）纵隔肿瘤切除术

（1）常见肿瘤有：胸腺肿瘤、支气管肿瘤、畸胎瘤、甲状腺肿瘤、食管癌。

（2）术前应行胸部X线检查，了解气管受压的部位及程度。

（3）麻醉诱导时体位需采取患者平时感觉呼吸受影响较小的体位。肿瘤巨大时，尤其是小儿纵隔肿瘤，麻醉诱导应为清醒状态下行插管，如患者能用面罩加压给氧使胸廓抬起（肺能正常膨胀），可行快速诱导气管插管，否则应行小剂量麻醉齐加表面麻醉行内插管。如气管插管后气道受压，通常迅速增高，应尽快改变体位，如左右侧卧或坐位，以减少气管受压影响通气。

（4）气管插管后，患者如出现支气管痉挛，听诊时两肺呼吸音粗，并可闻及干、湿啰音。应用氨茶碱、氯胺酮、地塞米松静脉注射，尽快解除支气管痉挛。

（5）术中应备用各种抗心律失常药物，一旦发生及时处理。

（6）纵隔手术可撕破单例或双侧胸膜，应注意呼吸管理。此外也应做好应对术中严重出血的准备。

（四）气管内肿瘤切除与气管重建手术

1.术前准备

（1）胸部CT片了解肿物大小、位置、呼吸道阻塞情况。

（2）准备好消毒气管导管、各型号接头，2种外径10mm、内径8mm细塑料管，高频呼吸机和麻醉机。

2.气管上段重建术的麻醉特点

（1）根据病情选择快速诱导气管插管或清醒气管插管麻醉。

将导管置于肿瘤上方，待肿瘤切除后，自断端的远侧插入另一气管导管，改经此导管行IPPV。

（2）先吻合气管后壁，待缝合后将导管拔出，并将第一根导管向下插过吻合口，待气管前壁缝合完毕，将气管导致缝合口近端，并测试吻合口有无漏气，同时使头前屈，以减少缝合口的张力。

3.气管下段重建术的麻醉特点

（1）如病变部位气管能容纳，可用油套囊气管导管越过病变部位插入左主支气管进行单肺通气。待病变切除缝合后，将气管导管退至气管缝合口以上。

（2）如预计气管导管不能越过病变狭窄处，也可将导管置于病变上方。在切断气管远端后，另将一无菌气管导管插入左主支气管进行单肺通气。在切除病变对端缝合气管后壁后，排除经术野插入的气管导管，将原支气管导管深插入左主支气管，并分别将主支气管和气管套囊充气，维持通气和麻醉，待气管前壁缝合完毕再将气管导管退至缝合口远端。

4.肿瘤所致气道严重堵塞时处理

（1）不宜快速诱导和强行将导管插入，以免引起肿瘤出血或脱落，可在神经安定加表麻下转入纤维支气管镜，并在其下将细塑料管插至肿瘤下方以行高频喷射呼吸。

（2）如细塑料管难以插入，应在针刺中局麻下应用面罩行人工呼吸情况下开胸，待找到气管的梗阻段，在其下方切开气管将气管导管插入，然后麻醉诱导和维持。

（3）行高频通气时采用静脉麻醉，高频通气时应监测SpO_2和血气分析，通气1h后有可能使CO_2在体内蓄积，产生高碳酸血症。如常频（IPPV）与高频交替应用可避免这一情况。

（4）气管重建手术整个过程都应吸入纯氧。

（5）术后患者宜取头抬高并屈曲位，以减轻吻合口张力，应待患者病情稳定、完全清醒、通气量正常时拔管，拔管后给予小剂量芬太尼，以免患者和乱动。

第三节 术前准备

（一）术前准备

(1)病史、体格检查:除常规术前检查准备外，重点是了解心肺功能状态及其代偿能力。

(2)开胸手术患者术前做好肺部感染预防性治疗，以减少术后肺部感染并发症的发生。需处理以下几个问题:

1）吸烟者禁吸烟2周

2)有慢性肺部疾患，如慢性支气管炎或慢性阻塞性肺疾病(COPD)者，术前应作有效治疗 ，使病情基本控制再做手术。

3)控制支气管痉挛，应用氨茶碱和皮质激素治疗。

4)做好麻醉器械、插管导管、吸痰管等消毒工作。

5)做做好深呼吸及咳痰的训练。

(二)实验室检查与术后病情评估

(1)胸科手术应常规术前做好肺通气功能测定及动脉血气分析，当FEV1.0/FVC70%，$PaCO_2$＞6kPa(45mmHG)，说明患者有轻度阻塞性通气功能障碍，提示术后早期(2～3天)需要注意患者呼吸功能情况，必要时行机械呼吸支持呼吸。

(2)拟行全肺切除术者，有下列指标异常时，术后呼吸衰竭发生率可能增加。

1.吸空气时$PaCO_2$＞6kPa(45mmHG).

2.FEV1.0/FVC＜50%或FEV1.0＜2L.

3.MMV(最大通气量)/预计值＜50%。

(3)对有肺通气功能异常者应进行分侧肺功能及血流量测定，以133Xe或^{99}Tc行单肺血流测定，当分流至患侧的肺分流＞70%或健侧肺的FEV1.0＜0.85L时，说明患者不宜作一侧全肺切除术。

第四节 麻醉方法选择和管理

(1)大多数胸腔内手术可在总气管内插管全麻，控制通气和间断吸痰的情况下安全手术。少数胸腔内手术据病情需要有用内全麻，支气管内全麻需插入双腔支气管，方法见第四章第五节。

(2)全麻中需要应用肌松药，以便于手法呼吸管理或机械通气，防止纵隔舞动和反常呼吸。

(3)病变范围小的胸壁手术，可选用硬膜外麻醉。但手术范围广的胸壁手术仍以选择气管内插管全麻为宜，以确保麻醉效果和防止呼吸循环在硬膜外麻醉的过度抑制及便于手术损伤胸膜时的呼吸管理。

第四章　腹部手术麻醉

第一节　腹部手术的特点及要求

(1)腹腔内脏器官的主要功能是消化、吸收、代谢，其疾病必然导致相应的生理功能紊乱及全身营养状态恶化；消化道肿瘤、溃疡或食管-胃底静脉曲张，可继发大出血；胆道疾病往往伴感染、阻塞性黄疸和肝损害，可引起凝血功能异常及植物神经颖。因此为了保证麻醉安全，减少术后并发症，麻醉前应根据患者生理病理改变以及伴随疾病的不同，积极调整治疗，改善全身状况，提高对手术和麻醉的耐受性。

(2)腹部手术以急腹症手术多见，多合并有感染、休克、水电解质紊乱及酸碱失衡，麻醉前往往短时间进行全面检查和充分的准备，重点对感染、血容量不足和失血性休克进行治疗，选择适当的麻醉方法和术前用药。

(3)腹腔内巨大肿瘤、腹水、肠梗阻等可引起腹内压升高，当术中拔出大量腹水，搬动巨大肿瘤时，腹内压易骤然下降而发生血流动力学及呼吸的明显变化。

(4)腹腔手术时牵拉内脏易发生肌紧张、鼓肠、恶心、呕吐和膈肌剧动，既影响手术操作，又给患者带来痛苦，同时可能造成血流动力学巨变。充分的肌肉松弛是腹部手术麻醉的基本要求。

(5)腹腔脏器受交感神经和副交感神经滞不全而引起牵拉反应，副交感神经兴奋性增强，造成血流动力学的改变。椎管内麻醉时可辅助镇痛镇静剂。

(6)腹腔镜手术已经临床广泛应用，CO_2气腹可使动脉血CO_2升高，同时腹膜延展对腹膜的刺激，引起交感神经兴奋儿茶酚胺释放增加，造成明显的血流动力学变化。腹内压增高还可使肺顺应性降低，因此，呼吸道管理是一个重要问题，一般不采用区域阻滞。

第二节　术前准备及麻醉方法的选择

(一)术前准备

（1）应该询问患者以及其他已知的疾病。了解糖尿病、风湿病和癫痫等病史很重要。还应全面了解用药史以及任何过敏的详细情况，尤其要重视那些可能与麻醉药相互作用的药物，如α受体阻滞(可能导致心动过缓）、降压药、利尿药(低钾血症可能会延长神经-肌肉阻滞时间并导致心律失常)以及那些需要在术前调整用量的药物，如:单胺氧化酶抑制剂尽可能在术前停用2周以上，抗凝治疗的患者实施椎管内麻醉时应停药1周。然而，大多数药物应该在围手术期继续使用，以尽基本情况的稳定。

(2)如果患者术前有刺激性咳嗽，意味着术后出现肺部并发症的几率增加。如果这种刺激性咳嗽是新近出现的，应考虑推迟择期手术并予适当的抗生素治疗和物理治疗。如这种咳嗽是慢性的，仅在同时存在感染证据时才考虑推迟择期手术。肺部听诊有呼吸音改变，提示可能存在肺部疾患。呼气末哮鸣音提示支气管痉挛和气道高敏感性。急性呼吸道感染除急诊外，不宜手术；慢性呼吸道疾病应控制感染、祛痰和解除支气管痉挛，在改善通气功能后再行手术。

(3)瓣膜性心脏病的主要症状包括劳力性呼吸困难、夜间阵发性呼吸困难、心悸、咳血以及眩晕、晕厥心绞痛。缺血性心脏病患者在术前可能没有明显的症状和体重，而仅有心绞痛或心肌梗塞病；心绞痛伴喘息提示左心功能不全；近期的心梗病史(6个月内)会增加加围手术期再次心梗的风险。心功能II～III级时，在循环稳定、水电解质平衡时，可行手术治疗；心功能IV级时麻醉耐受性极差，除挽救生命的急诊手术外，一般不宜手术治疗。

(4)气道评估：检查气道时，要求患者坐直，并尽量张大口，头部后仰，观察颈部活动度、下颌位置以及牙齿的情况，预测困难气道和困难插管，通气或插管失败时紧急处理的准备。

(二)麻醉方法的选择

1.连续硬膜外麻醉：是目前腹部手术最常用的麻醉方法，其具有:①痛觉阻滞完善；②麻醉作用不受手术时间限制；③有较好的肌肉松弛；④对循环扰乱的程度远比蛛网膜下腔阻滞为轻；⑤用药少，对代谢及肝、肾功能影响均小，术后并发症少，护理更方便；6.保留导管便于术后镇痛等优点，但操作要求高，误入蛛网膜全麻差；内脏牵拉反应存在等问题。对于肌松要求高，全身状况差，循环不稳定的患者不宜选择。

2. 蛛网膜下腔阻滞麻醉：是一种简单易行，行之有效的麻醉访求，适用于下腹部手术，但作用时间有限。

3. 腰、硬联合阻滞：既有腰麻起效快、镇痛完善及肌肉松弛的优点，又有硬膜外阻滞时调麻醉平衡面、满足长时间手术的需要等优点。

4. 全身麻醉：现临床多采用静吸复合全麻，凡不适宜选择硬膜外麻醉，或手术有特殊要求，或患者过于紧张不合作，或主动要求全麻者，均可选择，镇痛、肌松效果满意，更能较好地维护患者呼吸和循环功能稳定；但全麻对生理干扰仍圈套，术后并发症较硬膜外多见，护理高。

5. 全麻、硬膜外复合麻醉　麻醉效果更完善，既能减少全麻药用量，又使术后清醒迅速，更有利于心功能。

第三节　常见腹部手术的麻醉

(一) 胃肠道手术的麻醉

1. 麻醉前准备

(1) 肠道疾病，特别是恶性肿瘤患者多存在营养不良、贫血、低蛋白血症、电解质异常等，术前应尽量纠正。

(2) 贫血患者除急性出血为抢救生命需边输血边手术外，择期手术患者应小量多次输血，使血红蛋白纠正到85G/L，血细胞压积30%以上。

(3) 胃肠道手术宜常规施行胃肠减压，对幽门梗阻患者术前应常规洗胃。

(4) 消化道疾病，特别是肠梗阻患者，常出现脱水、低钾、代谢性酸中毒等，术前应补充及纠正。

(5) 根据麻醉方式和病情合理选择术前用药。

2. 麻醉处理

(1) 十二指肠手术目前国内多采用全身麻醉，以保证足够的肌松，特别是全胃切除或选择性胃迷走神经切断术。单纯胃大部切除术也可选择硬膜外麻醉复合丙泊酚浅全身麻—

醉，控制核酸平面在T4以下，并注意对呼吸的影响。

(2)结肠手术可首选连续硬膜外麻醉，术中辅以适量镇痛镇静药，以控制内脏牵拉反应。

(3)直肠癌根治术需取截石位，经腹会阴联合切口，麻醉可选双管连续硬膜外麻醉，辅以适量镇静、镇痛药，但应注意局麻药的用量。

3.麻醉中监测：就常规监测ECG、BP、RP、RR、SpO_2外，对于循环不稳定、心功能不全等患者还应行CVP、有创动脉压、$PetCO_2$、血气分析等进行监测，同时注意尿量、体温的监测。

4.麻醉后管理：需待患者生命体征平稳后方可送回病房，全麻患者应完全苏醒后由恢复室送回病房，向主管医师和值班护士交代生命体征、镇痛药应用情况及方法，继续做好呼吸、循环及脑肾功能的监测。

(二)胆囊、胆道手术的麻醉

1.术前准备

(1)积极治疗并存疾病，特别是高血压、冠心病、糖尿病，改善肝脏功能。

(2)消除胆道炎症，改善凝血功能，术前应给予维生素K治疗。

(3)急性胆道感染患者，多病情危重，死亡率高，术前应积极纠正水、电解质、酸碱平衡紊乱，治疗休克。

(4术前常规给予抗胆碱药。

2.麻醉处理

(1)择期单纯胆囊切除术，可选择连续硬膜外麻醉，辅以镇痛、镇静药。

(2胆道手术以选择全麻多见，为预防“胆-心反射”和“迷走-迷走反射”，可进行局部神经封闭。

(3)对于腹腔镜下胆囊切除术，应选择全身麻醉，以保障呼吸，减少患者的不适感及心律失常的发生。

(4)对有肝功能损害的患者，麻醉药尽量避免选择对肝脏有损害的药物。

3.麻醉中管理：除同胃肠道手术监测外，还应观察出凝血情况，遇有异常渗出，应及时检查纤维蛋白原、血小板，并给予抗纤溶药物处理。

4.麻醉后管理：危重患者或感染中毒性休克未脱离危险期者，应在术后恢复室或ICU严密监护。

(三)脾脏手术麻醉

1.麻醉前准备

(1)外伤性脾破裂者除纠正出血性休克外，还应注意有无其他并存损伤。

(2)纠正贫血、改善凝血功能，输注新鲜全血和血小板。

(3)纠正肝功能损害引起的低蛋白血症，改善肝功能。

2.麻醉处理

(1)外伤性脾破裂，无明显血流动力学改变者，可选用硬膜外麻醉。

(2)患者无明显出血倾向的，可谨慎选择硬膜外麻醉。

(3)肝功能损害的患者应选择对肝脏影响小的药物。

(4)全麻插管时应防止因咽喉部及气管黏膜损伤而导致血肿和出血。

3.麻醉中管理：密切观察出血量，及时补充新鲜全血应用止血药；麻醉前应用皮质激素的患者，围手术期继续应用，以防肾上腺皮质功能急性不全。

4.麻醉后管理：麻醉后当天应严密监测血压、脉搏、呼吸及血红蛋白、血细胞压积的变化，以防内出血和大量渗血，及时补充血容量，维持循环稳定。术前应用支持激素者，继续给予维持量。

(四)门静脉高压的麻醉

1.麻醉前准备

(1)增加肝糖原，修复肝功能，减少蛋白分解代谢，给高糖、高热量、适量蛋白质及低脂饮食；

(2)纠正出血倾向，改善凝血功能，应用维生素K，必要时给新鲜全血。

(3)纠正低蛋白，减少腹水。

(4)纠正水、电解质、酸碱平衡紊乱。

2.麻醉处理：以选择静吸复合全身麻醉为宜，麻醉药可选异丙酚、芬太尼、阿曲库铵、维库溴胺、恩氟烷、异氟烷等对肝脏影响较小的药物。

3.麻醉中监测：维持出入量平衡，保持循环稳定，及时补充新鲜全血或凝血因子。

4.麻醉后管理：严密监测，防止内出血和大量渗血，维持肝功能。

(五)胰腺手术的麻醉

1.麻醉前准备

(1)胰腺癌及壶腹周围癌准备行胰-十二指肠切除的患者，应严格掌握适应证，积极治疗并存的内科疾病，如高血压、冠心病、糖尿病，改善全身状况。

(2)胰岛素瘤的患者术前应改善低血糖，减少低血糖发作。

2.麻醉方法的选择：多选用全身麻醉，满足肌肉松弛，便于手术操作。

3.麻醉中管理：胰岛素瘤手术中应常规监测血糖，及时处理低血糖和高血糖。

4.麻醉后管理：胰-十二指肠切除的患者术后应进入ICU；胰岛素瘤手术的患者术后仍应监测血糖，直至稳定3～5天后才可停止。

(六)肝脏手术的麻醉

1.术前准备：见门静脉高压麻醉前准备。

2.围手术期处理

（1）麻醉方法的选择：肝部分切除术可选择硬膜外麻醉，辅以浅静脉麻醉；对于较大肝肿瘤、肥胖、老年人、小儿应选择气管内全身麻醉，尽量少选择经过肝脏代谢的药物，保护肝脏功能。

（2）麻醉监测和管理：除常规监测外，应围绕肝门阻断和阻断开放过程中血流动力学改变，监测有创动脉压、VCP、血气分析及血糖；开放上肢静脉通道，肝门阻断前采用血液稀释法，静脉输注淀粉或琥珀明胶制剂，补足血容量；肝门阻断后应维持循环稳定，并严格掌握阻断时间在30min～1h；开放阻断时，应逐步缓慢以避免过量血液回流增加心脏负担而致心衰。

（3）麻醉后管理：保护肝功能，改善凝血机制，及时诊断、治疗胆道梗阻和肝细胞坏死。

第五章　泌尿外科手术麻醉

第一节　泌尿外科手术麻醉的特点

(1)泌尿外科手术常需特殊体位，肾脏、上段输尿管手术常需侧卧位，膀胱、前列腺手术需用截石位，这给循环、呼吸和麻醉带来一些不利影响。

(2)全膀胱切除行回肠代膀胱成形术，肾巨大肿瘤手术、前列腺手术等可造成术中大出血，应及时补充血容量，防止休克发生。

(3)肾脏手术可造成胸膜损伤而致气胸，一旦发生应及时修补，修补时应做正压人工呼吸以张肺。

(4)经尿道前列腺电切除术易发生电解质紊乱和肺水肿、脑水肿。

第二节　泌尿外科手术麻醉的处理

肾脏肿瘤、肾结核、多囊肾、多发性肾结石等需做肾切除术。术前多有肾功能障碍，需处理好再行手术。

1.麻醉选择：除肾脏巨大肿瘤或肾结核粘连严重。术中除切除肋骨或有隔肌损伤可能得患者考虑气管内全麻外，一般可采用硬膜外麻醉，常选用T9-10或T10-11间隙穿刺，麻醉平面控制在T4-12，手术可选用侧卧位，但要注意呼吸循环方面管理。

2.围手术期麻醉处理

(1)手术体位给患者带来不适，加上手术牵扯痛患者一般很难在单纯硬麻醉下完成手术，多需辅助镇静、镇痛术。

(2)麻醉期间因体位因素可致患者呼吸、方面的管理难度增加，也给麻醉平面控制增加一定难度。因此，麻醉应十分重视EKG和 SpO_2 及血压监测，一旦发现意外或病情变化应及时处理。

(3)手术中可能发生因巨大肿瘤组织粘连严重，或下腔静脉撕裂导致大量渗血或出血，应做好输血输液准备，并行CVP监测以指导大量输血、输液，救治出血性休克。

(4)术中损伤膈肌造成气胸，患者清醒时常感呼吸困难，全麻患者没有和行气管插管者，主要靠SpO_2和呼吸通气量监测等及时发现。另外皮肤、黏膜发绀、异常呼吸等也是气胸患者常见的临床表现。

(5)麻醉期间患者突发性呼吸困难、严重低血压，应用升压药和人工呼吸，疗效不佳时应考虑系肾癌手术发生癌栓脱落造成梗死，严重者可致心脏停跳，一旦发生应应立即行呼吸和循环支持直至平稳为止。

第三节　术前准备及麻醉方法的选择

(一)术前肾功能准备

1.尿检验反映肾功能：尿量及尿的质量反映肾功能情况。

(1)尿量：1000～2000ml/d，＜450ml/d为少量；＜2ml/d为无尿；＞2500ml/d，为多尿性肾功能衰竭。

（2）尿比量：肾功能正常时为1.015～1.020，肾功能不全为1.010～1.012。

(3)尿渗透压：正常肾功能时为600～1000mmol/L 。尿渗透压与血浆渗透压(280～310mmol/L)之比＜1.7，为轻度至中度功能受损；其比值＜1.1，为重度受损，经常出现，为肾有病变之兆。

2.血液检验反映肾受损程度：常用的血液检验，有以下项目均可反映肾功能情况。

(1)血尿素氮（BUN）参考值为3.2～7.14mmol/L，7.14＜BUN＜10.7mmol/L轻度受损；10.7～13.7mmol/L中度受损；＞100重度受损。

(2)血肌酐(Cr)参考值为61.88～132.6umol/L 。176.8～265.2umol/L轻度受损；265.2～707.2umol/L中度受损；＞707.2umol/L重度受损。

(3)血钾　参考值为4.1～5.6 mmol/L。5.6～6.0mmol/L轻度受损；6.0～6.5mmol/L中度受损；＞6.5mmol/L重度受损。

(4)碱剩余(BE)负值减少，为代谢酸中毒，说明肾受损。正常值4mmol/L，＞-8mmol/

L轻度受损；-15mmol/L～-8mmol/L中度受损；<-15mmol/L重度受损。

(5)内生肌酐清除率（Ccr)代表肾小球滤过率，可做肾损害的定量检测。正常值80-125ml/min,50～80ml/min轻度受损；10～50ml/min中度受损；<10ml/min重度受损。

(6)酚红试验(PSP)正常值为15min,25～401/min，15～25ml/min轻度损害；10～15min中度受损；<10min肾重度受损。

3.症状和意义：肾功能严重受损时的全身症状和临床意义有：

(1)高血压：体内水分潴留不能不能排出。导致充血性心力衰竭、肺水肿、胸血管疾病及冠心病。

（2）贫血：红细胞减少，帮会缩短。携氧能力降低。

（3）出血倾向：血小板功能低下，易出血。

（4）感染：免疫力降低，易感染、形成败血症。

（5）电解质失衡：电解质失衡主要表现在以下症状。①低钠血症：因体内潴水，将钠稀释，严重时水中毒；②高钾血症：肾排钾减少，代谢性酸中毒致组织释放钾，出现心律失常；③低钙血症：肠吸收钙有障碍，维生素D的活性化障碍。出现继发性甲状旁腺功能亢进症。

（6）代谢性酸中毒：由于酸性代谢产物不能由肾排出，肾水管再吸收HCO3-功能障碍，表现为呼吸深大。

（二）麻醉方法的选择

1.腰麻：膀胱、外生殖器的手术，用中、低位腰麻较为适宜，麻醉效果满意。但需控制好血压，术后注意头痛等并发症。

2.硬膜外麻醉：是泌尿外科手术量适宜的麻醉。用于全部泌尿系手术，国内应用广泛。

（1）肾：穿刺点用T9～10间隙，麻醉范围为T6～L2。用药特点是量足、浓度要高，如2%利多卡因，或0.25%～0.3%丁卡因向头侧置管。

（2）广泛肾及肾周围与输尿管等手术：采用T8～9，向头侧置管；L2-3间隙向足侧置管的两管法。麻醉范围在T4-T2，以上管为主，药量要足，浓度要高；以下管为辅，做调节。

（3）输尿管上段手术：选T8～9或T9～10间隙，内头侧置管，麻醉范围要在T6-L2。下段手术T10～S4的麻醉范围，选L1～2间隙穿刺，向头侧置管。用药特点是量足、高浓度。

（4）膀胱手术：选L1-2间隙，向头侧置管。麻醉范围要达到T10～S4。用药特点为一般用量。

（5）结肠代膀胱手术：穿刺点为T11-12，向头侧置管。麻醉范围T6～S1，用药量要足，浓度较高。

（6）前列腺手术：常用L2-3间隙，向头侧置管。以及L3-4间隙，向足侧置管的双管法。麻醉范围达T10～S4。老年人需小量分次注药。

（7）外生殖器手术：选L4～5间隙穿刺，麻醉范围达T10～S4。一般用药量即可。

3.脊麻与硬膜外联合麻醉（CSEA）适用于肾移植术、前列腺摘除等。

4.骶麻或鞍麻：适用于做生殖器手术或膀胱镜检查。

5.局麻及神经阻滞：局麻做肾切除，耻骨上膀胱造瘘引流术、睾丸、精索和阴囊手术的麻醉，分层浸润。必要时辅助强化，可完成手术。阴茎和包皮手术用阴茎阻滞法。

6全麻：适用于硬膜外麻醉禁忌者，或手术范围过宽过广，患者不合作，或并发其他严重疾病的患者。方法同一般全麻。

第六章　神经外科手术麻醉

第一节　神经系统生理基础

颅脑内存在着脑组织、脑脊液、备注等内容物，并形成一定的压力即颅内压(ICP)正常值为0.78～1.78kPa(5.5-13.5mmHG)。2.0～2.67kPa95-20mmHG0为轻度颅内压增高；2.67-5.33kPa(20-40mmHG)为中度颅内压增高；高于5.33kPa(40mmHG)为严重度颅内内压增高。

脑血流量（CBF）＝脑血流灌注压（CBF）/脑血管阻力（CVR）。CBF的正常值为40～50ml/(100G.min)。CPP＝平均动脉压(MAP)—颅内压(ICP)，CPP的正常值为6.7～17.3kPa(50-130mmHG)，CVR的正常值为0.18-0.21kPa(1.3～1.6mmHG)/(100G.min)。

二氧化碳分压($PaCO_2$):正常值为4.7～5.99kPa(33～45mmHG)。

脑代谢率($CMPO_2$):大脑重量占体重的2%，而氧消耗量却占总量的20%～25%，在静止状态下，平均氧消耗量:3.0～3.5ml/(100G.min)。体温升高时$CMRO_2$增加，体温降低时$CMRO_2$亦降低。体温每降低1℃，$CMRO_2$降低7%。

第二节　神经外科手术麻醉的处理

(一)术前评估与准备

神经外科手术患者需常规访视，了解患者全身情况及主要脏器功能，做出ASA评价。对ASAIII、IV级患者，要严格掌握手术麻醉适应证并选择手术时机。对下列情况采取预防和治疗措施，以提高麻醉的安全性。

(1)有颅内压增高和脑疝危象，需要紧急脱水治疗，应用20%甘露醇1G/kg快速静滴，速尿20～40mg静脉注射，对缓解颅内高压、脑水肿疗效明显。有梗脑积水，应立即行侧脑室引流术。

(2)有呼吸困难、通气不足所致血氧症，需尽快建立有效通气，确保气道畅通，评估术后难以在短期内清醒者，应行气管插管。颅脑外伤已有大量误吸的患者，首要任务是行气管插管清理呼吸道，并用生理盐水稀释冲洗呼吸道，及时使用有效抗生素和肾上腺皮质激素防治呼吸道感染，充分吸拉后行手术。

(3)低血压 、快心率往往是颅脑外伤合并其他脏器损伤(肝、脾破裂、肾、胸、腹、盆骨损伤等所致大出血)，应及时补充血容量后再行手术或同时进行颅脑手术和其他手术。注意纠正休克，及时挽救患者生命。

(4)由于颅内压增高而导致频繁呕吐，致脱水和电解质紊乱患者，应在术前尽快纠正。降颅压时应注意出入量平衡，应入量大于出量，并从静脉补充营养，待病情稳定后行手术。

(5)由垂体和颅咽管瘤合成血糖升高和尿崩症等内分泌紊乱，术前也应及时给予处理。

（6）癫痫发作者术前应用抗癫痫药和镇静药止癫痫发作，地西泮10～30mg静脉滴注，必要时给予冬眠合剂。如癫痫系持续发作，应用1.25％～2.5％硫喷妥钠静脉注射缓解发作，同时注意呼吸支持和供氧。

（7）由于脑外伤、高血压、脑出血、脑血管破裂所致蛛网膜下腔出血，使血小板释放活性物质致脑血管痉挛，常用药物有尼莫地平10mg，静脉注射，每日2次。也可应用其他缓解脑血管痉挛的药物，能有效降低血管痉挛引发的并发症和残废率。

（8）术前用药：对没有明显颅脑高压、呼吸抑制患者术前可常规用药，用量可据病情酌情减量；对于重症患者，有颅脑高压和呼吸抑制患者，镇痛和镇静药原则上应慎用，否则会同CO_2血症。

（9）监测：除常规血压、心电图、心率、动脉血氧饱和度，还应监测有创动脉压、血气分析、呼气末CO_2、VCP、尿量等。

（10）神经外科手术麻醉的特点

1）安全无痛：麻醉要镇痛完全，对生理扰乱小，对代谢、血液化学、循环和呼吸影响最小。

2）肌肉松弛：在确保患者安全的条件下，麻醉要有足够的肌肉松弛。肌松药不能滥用，要有计划地慎重应用。

3）降低患者应激反应：要及时处理腹腔神经丛的反射——迷走神经反射。要重视术中内脏牵连反射和神经反射的问题，积极预防和认真处理，严密帮助局部内脏神经封闭或应用镇痛镇静药，以阻断神经反射和向心的手术刺激，维持神经平稳。

4）术中应保证输液通畅，均匀输血，防止输液针头脱出。一旦发生大出血，补充血容不及时，或是长时间的低血压状态，可引起严重后果，甚至危及生命。

（二）麻醉方法

1.局部麻醉：在患者合作的情况下，适用于简单的颅外手术、钻孔引流术、神经话筒介入治疗及立体定向功能神经外科手术等。头皮浸润用0.5%普鲁卡因（或0.75%利多卡因）含1:20万肾上腺素，手术开始时静脉滴注氟哌利多2.5mg、芬太尼0.05～0.1mg，增加患者对手术的耐受能力。

2.全身麻醉：气管插管全身理常用麻醉方法，为了达到满意的麻醉效果，即诱导快速、平衡，插管时心血管反应小，麻醉维持平稳对各项生命体征影响小，目前临床上较多使用静吸复合麻醉。

（1）麻醉诱导

1）硫喷妥钠（4～8mg/kg）；芬太尼（4-8uG/kg）或舒芬太尼（0.5-1.0uG/kg）静脉注射＋维库溴铵（0.1mg/kg）＋芬太尼（5uG/kg）静脉注射。

2）丙泊酚（1.5～2mg/kg）；咪达唑化（0.1～0.3mg/kg）＋维库溴铵（0.1mg/kg）＋芬太尼（5uG/kg）静脉注射。

3）对冠心病或心血管功能较差的患者，依托咪酯（0.3～0.mg/kg）＋芬太尼（5uG/kg）＋维库溴铵（0.1mg/kg）＋艾司洛尔500uG/(kg/min)，在充分吸氧过度通气情况下行气管插管。

（2）麻醉维持

1）常采用吸入异氟烷（或安氟烷、攻氟烷）加非去极化肌肉松弛药及麻醉性镇定药。

2）静脉维持泵注丙泊酚4～6mg/（kg·h）或米达唑化0.1非去极化肌肉松弛药。

3）全凭静脉麻醉，使用把控技术（TCI），静脉输注丙泊酚＋瑞芬太尼及非去极化肌肉松弛药。

（三）麻醉管理

（1）仰卧头高位促进脑静脉引流，有利于降低ICP；俯卧位应注意维持循环稳定和呼吸通畅，并固定好气管导管位置。

（2）开颅前需使用全剂量麻醉镇痛药如芬太尼，手术结束前1～2h禁止使用长效镇痛剂如哌替啶、吗啡等，有利于术毕患者及时苏醒和良好通气。

（3）术中间断给肌松剂，应及时追加用量，防止患者躁动。对上神经元损伤患者或软瘫患者，应用肌松剂宜小剂量，应用苯妥英钠对非去极化肌松剂有拮抗作用，应加大肌松剂使用剂量。

（4）该类患者手术期间宜机械通气，并间断行过度通气，保持PetCO_2在4.0kPa左右。

（5）术毕患者应迅速苏醒，但又不能有屏气或呛咳现象以免使颅内压升高、脑出血等，可使用拉贝洛尔、艾司洛尔、尼莫地平控制血压升高，也可使用芬太尼0.05mg静脉注射，或2%利多卡因2ml行气管内注入防止呛咳反射所致颅内压升高、脑出血等。

（6）液体管理：术前禁食、禁水丢失量按8～10ml/kg静脉滴注，手术中液体维持按4～6ml/kg补给，患者术前应用脱水剂，已有明显高涨状态，补充液应是生理盐水或等张胶体液。多数学者认为神经外科患者应维持血浆渗透压浓度达305～320mmol/L较为理想，达不到时应使用脱水利尿剂。

（7）使用大剂量脱水利尿剂患者，可产生大量利尿作用，术中应加强对钾、钠、血糖和血浆渗透浓度测定，以利于及时发现和纠正。

第三节　几种特殊手术的麻醉管理

(一)颅内动脉瘤手术麻醉

(1)麻醉诱导和术中尽量避免高血压。防治措施有应用芬太尼、β-受体阻滞剂艾司洛尔静脉注射，或静脉(气管内)注射2%利多卡因2ml，或应用其他降血压药物尽可能控制血压。

(2)维持适当脑灌注压，防止低血压，术前不主张快速降低颅内压，以免增加动脉瘤破裂机会。

(3)适度控制血压（MAP＞13.3kPa）、高血容量和血液稀释，防止术后脑血管痉挛。

（4）术中行动静脉压持续监测，在行动脉　瘤手术过程中行控制降压，降压采用短效可控制性好的药物。因手术需临时钳夹动脉的供血区域的侧支循环，可应用去甲肾上腺素升高血压。

（二）动静脉畸形（AVM）手术麻醉

（1）术中大出血发生率很高，术前可做单纯血液稀释，以减少血液成分丢失，术中根据出血量和出血速度及时补充血容量，维持循环稳定，避免血压过低，以保证重要器官血供，防止衰竭。

（2）维持合理的$PetCO_2$，CO_2过低可致脑血管过度收缩，会将血流挤压到未恢复正常血流调节功能的AVM周围脑组织，形成该区域水肿和出血。

（3）术中行控制性降压和应用止血药物以减少术中出血，必要时输血补充血容量。

（三）颅窝后区手术麻醉

（1）手术损伤引起的心血管反应较为多见，刺激舌咽神经或迷走神经可致心动过缓，刺激三叉神经会导致突发性高血压和严重的心动过缓，严重者心搏骤停，发生时应告知术者暂停手术并对症处理，给予阿托品、麻黄碱、格隆溴铵等。

（2）在脑干及第四脑室肿瘤切除术时，可伤及呼吸中枢而出现呼吸功能障碍，术中应进行呼吸监测，术中、术后应注意呼吸支持。

（3）坐位手术应预防空气栓塞，需做好以下工作：

1）禁止应用氧化亚氮麻醉和行过度通气及控制性降压技术。

2)进行静脉空气栓塞监测。应用多普勒起声可以发现进入的空气产生的特征碾轮样杂音，$PetCO_2$可早期显示CO_2分压的突然降低，食管超声心动图可以动态反映心内气泡。

3）如静脉内、心脏内抽出空气应告知术者清除空气来源，并从中心静脉导管内抽出空气。一旦发生低血压应立即取头低足高位，补充输液和给予升压药予以支持。

（四）经蝶骨垂体瘤切除手术麻醉

（1）内分泌紊乱：下丘脑垂体受压常有内分泌功能紊乱，可出现其功能亢进综合征，包括库欣综合征。生长素增高型垂体瘤常伴有高血压及糖尿病，应完善术前处理和术中血糖监控。

（2）要严格测尿量和尿比重，注意患者尿崩症的发生。

（3）为了防止术中血液流入食管、胃引起呕吐，术前常规在咽部填塞纱布，但麻醉过程中注意有无气道压升高，如有需想到纱布对气管导管挤压，应予以放松，术毕切记把纱布取出，以免拔管时导致气道阻塞。

（五）癫痫外科手术麻醉

（1）选择增加棘波病灶的药物如恩氟烷、美索比妥、依托咪酯、氯胺酮，或选用减弱癫痫发作的药物，如咪达唑仑、巴比妥类、异氟烷。

（2）麻醉选择支气管内插管全麻为主，气道能确保安全，可控制性$PaCO_2$及其他指标。为麻醉手术提供良好条件。也有选择局麻加神经安定镇痛术麻醉，它的优点是:电生理图像不会失真，以指导最大范围地切除病灶，因而对神经功能损伤较小。

（六）颅脑外伤患者手术麻醉

（1）首先检查并确诊有无颈椎损伤、胸部外伤及其他器官损伤，必要时需请相关科室处理好，如胸外伤患者，在胸腔引流术情况下行全麻气管插管术。

（2）手术前需保证气管通畅，支持呼吸和循环并使之在稳定的条件下行全身麻醉。

（3）昏迷患者应立即行气管插管，支持呼吸畅通，纠正低氧血症和高二氧化碳血症，以控制颅内压升高，导致脑继发性损伤。

（4）颅骨折患者（如CSF鼻漏、耳漏、Lefor Ⅲ弄面部骨折禁止经鼻腔插入气管导管和经鼻腔置胃管。

（5）在闭合性颅脑损伤患者因ICP增高而维持较高血压和脑灌注压以代偿，此时不宜应用降压药，使血压下降，否则会影响脑灌注压而加重脑缺血性损害。

（6）当患者血压低又伴有心动过速，应考虑是否伴胸腹腔内损伤出血，若有需先止血，扩容纠正休克地行颅脑手术。

第七章 腹腔镜手术麻醉

腹腔镜手术因创伤小、术后疼痛轻、并发症少及恢复快等优点在临床上应用日益广泛，同时由于人工气腹对生理功能造成的影响也不能忽视，因此术中做好严密监护，选择合适的麻醉处理是十分重要的。

【生理】

1.腹腔镜手术对循环系统的影响：腹腔镜手术的特点之一是需要在腹腔内注入气体造成人工气腹，临床使用最多的是二氧化碳气体。腹腔镜手术对血流动力学的影响，其生理学机制是多方面的，主要因素是腹内压（IAP）的升高和高碳酸血症所引起的生理学影响，其他还有病人的体位、注气速度和注气容量以及病人本身的身体状况。

(1)IAP 增高：人工气腹使腹腔压力增加，上腹部手术 IAP 需达 l0～15 mmHg(1.3～2.0 kPa)，下腹部如妇科手术需达 20～40 mmHg(2.6～5.2kPa)。在 IAP 增加的早期，可使腹部容量血管受压导致回心血量增加，IAP 继续增高则使腹部及下肢静脉回流减少，正常腔静脉压力为 5 mmHg(0.65 kPa)。IAP<5 mmHg，对生理影响很小；增高到 10～15 mmHg 时，腔静脉部分受压，静脉回流部分减少；如果 IAP>15 mmHg，则会产生较严重的生理反应。另外由于膈肌上移产生胸膜腔内正压，使回心血量进一步减少。同时 IAP 增高压迫腹主动脉及腹腔内脏器血管，以及非机械因素如血中儿茶酚胺、血管升压素、血管紧张素等水平增加，导致体循环阻力（SVR）和肺循环阻力（PVR）增加，增加心脏后负荷。

(2) 高碳酸血症：二氧化碳在血中溶解度较高，二氧化碳的吸收除了与溶解度有关外，还与 IAP 和手术时间长短有关。二氧化碳吸收随 IAP 的增高而增加。当 IAP>10 mmHg 时，腹膜毛细血管受压，二氧化碳吸收不与 IAP 成正比。此外。手术时间越长，二氧化碳吸收越多。轻度的高碳酸血症（$PaCO_2$ 45～53 mmHg)，对血流动力学影响轻微；中至重度高碳酸血症（$PaCO_2$ 55～70 mmHg)，直接作用是抑制心肌和扩张动脉血管，另一方面高碳酸血症刺激中枢神经系统，增加交感活性和儿茶酚胺分泌，间接兴奋心血管系统，使心肌收缩力增强和小动脉收缩，表现为心率（HR)、平均动脉压（MAP)、中心静脉压（CVP)、心排血量（CO）和左心室每搏量（SV）增加。因此，高碳酸血症对血流动力学的影响是两种整合的结果，一般间接兴奋作用占优势。

(3）手术体位：在腹腔镜手术中需要利用重力作用.通过体位的变化来获得暴露。如实行妇科手术和肠道手术时的屈氏体位（头低脚高)，上腹部手术的反屈氏体位（头高脚低)，脾切除术的左侧在上的侧卧位和直肠、左半结肠切除的改良的截石位，这些体位带来的生理变化可能对病人有害，尤其是屈氏体位和反屈氏体位，会给病人带来一些生理变化如心脏回心血量的变化、对通气的影响等，体位的变化可加重或减轻人工气腹造成的循环和呼吸紊乱。

腹腔镜手术对血流动力学的影响一般是心率增快、外周血管阻力和中心静脉压增高，心排血量下降，平均动脉压可以增高、不变或降低。

腹腔镜手术发生心律失常比较多见（25%～47%)，大多数为窦性，在气腹停止后消失。高碳酸血症、低氧血症、静脉回流减少对交感神经的刺激和腹膜牵拉对迷走神经的刺激都可能引起心律失常，甚至有可能导致致命性的心律失常。

2.腹腔镜手术对呼吸系统的影响：腹腔镜手术主要是气腹通过机械因素影响呼吸功能，人工气腹腹内压增高使膈肌上抬，膈肌运动幅度减小，肺容量减少和由于膈肌上招致肺膨胀不全，潮气量下降，功能残气量减少，肺泡无效腔量增大，可引起通气 / 血流比例失衡。腹内压增加导致呼吸阻力增加，肺顺应性下降，在屈氏体位时更为明显。对于老年、肥胖和阻塞性呼吸功能障碍的病人，人工气腹对呼吸功能的影响则更为显著。

气腹使 $PaCO_2$ 升高，一方面是由于高弥散性的二氧化碳吸收，另一方面，气腹后通气量下降和呼吸无效腔相对增大也是原因之一。另外由于肺膨胀不全致肺容量减少及通气 / 血流比例失衡等因素导致缺氧。$PaCO_2$ 增高和缺氧在清醒病人可因呼吸代偿来排出过高的二氧化碳，分钟通气量可增加 20%～30%，但常因辅助镇痛镇静药物而抑制此代偿反应；在人工通气条件下可通过提供高浓度氧和增加通气量降低 $PaCO_2$ 和改善供氧。在气管内插管全身麻醉下，人工气腹后可能导致气管导管进入一侧主支气管。

3.腹腔镜手术对其他生理功能的影响：

(1）气体栓塞：是一种罕见但也是气腹极严重的并发症。气体经手术创面静脉进入循环，在体循环会阻塞右心回流，导致心排血量极度下降；在肺循环会引起急性肺高压、右心衰甚至心搏骤停。所有气体均可引起气栓，如惰性气体不易被吸收，在量很少的条件下即可产生气体栓塞，而空气栓塞的致死量为 1 ml/kg 以上。由于二氧化碳溶解度较高，二氧化碳的致死栓塞气体量比空气高。另外，气体进入血管的速度也很重要。在二氧化碳气腹后，二氧化碳经腹膜吸收量为 20～30 ml/min，当液相二氧化碳达到临界值时，少许气相二氧化碳即可发生肺栓塞。发生肺栓塞时可出现 $P_{ET}CO_2$ 一过性升高后急剧降低。

(2）深静脉血栓形成（DVT）和肺栓塞（PE)：在围术期有显著的发生率和死亡率。腹腔镜手术由于 IAP 增加可能压迫髂静脉和下腔静脉导致下肢血流缓慢和回流障碍；手术中使用反屈氏体位也增加了下肢的静脉淤滞，更有利于血栓形成；手术时间也是影响血栓形成的一个因素，从腹腔镜手术的操作程序来看，其手术时间通常要长一些，因此这一因素也增加了 DVT 的潜在发生率。但腹腔镜手术后病人能较早下床活动，从而减少了静脉淤滞和血栓形成。

(3）消化系统：IAP 增高以及屈氏体位易出现胃食管反流，此时术中肺吸入的危险增加，在清醒病人常诉胃肠道不适。术中或术后恶心、呕吐发生率仍然较高。

(4）内脏血流灌注减少：当 IAP 升高时，在不影响心排血量的情况下，即可引起腹部脏器血流灌注不足，而 IAP 进一步增加使心排血量减少则会进一步减少脏器血流。而 IAP 升高引起的 SVR 增高和二氧化碳吸收导致的血管收缩在内脏血流减慢中起到次要作用。虽然腹腔镜手术中内脏血流灌注不足的临床意义尚不清楚，但已有气腹导致少尿和肾衰竭的报道。

(5）脑血流和颅内压：气腹对脑血流的影响主要是由于二氧化碳吸收增加导致的高碳酸血症，$PaCO_2$ 升高导致脑血流量增加、颅内压（ICP）增高和脑水肿。对可能加重 ICP 升高的高危病人应密切监护，需采取措施避免高碳酸血症，如增加通气量等。

(6）体温：许多因素如麻醉、手术暴露、输液、心功能不全、呼吸抑制、低血钾、感染等可引起围术期病人体温下降。腹腔镜手术需要注入高速的气体，其具有潜在的冷却作用，引起低体温的可能性比开腹手术要大，因此，外科医师和麻醉医师应注意到引起低体温的因素.特别是较长时间的手术。

(7) 妊娠期腹腔镜手术有两个比较复杂的问题，一是怀孕时已发生的生理变化，可改变气腹和特殊体位的生物学反应；二是对胎儿的影响，主要影响是酸中毒和血流灌注不足。

(8) 由于手术操作或其他因素可导致气胸、皮下气肿、纵隔气肿、心包积气等。

【术前准备】

1.麻醉前评估：麻醉前应全面了解病人的身体状况和特殊病情，由于腹腔镜手术对呼吸系统和循环系统影响较大，因此麻醉前应重点了解此方面的情况。如是否有高血压、冠心病，是否有急、慢性呼吸系统疾病等。

2.术前准备基本同一般腹部手术，如麻醉前用药、术前禁食、禁饮，术前应留置胃管并减压引流，防止反流和误吸。

【麻醉选择】

腹腔镜手术的麻醉应能做到手术切口的无痛，并解除人工气腹引起的不适和减轻气腹引起的生理变化。麻醉方法可选择全身麻醉、区域阻滞和局部麻醉。

1.气管内插管全身麻醉：全身麻醉能最大限度地控制心血管及呼吸系统，部分抵消气腹引起的生理变化，与其他麻醉方法相比具有很多优点。它可保证适当的通气，维持适当的麻醉深度和肌肉松弛，增加肺的顺应性，有利于通气；有利于控制膈肌运动，便于手术操作；能连续监测 $P_{ET}CO_2$ 而及时调节呼吸参数，维持 $PaCO_2$ 在正常范围；有利于迅速识别气体栓塞，便于及早处理。因此，腹腔镜手术大多选用气管内插管全身麻醉。其缺点是：控制通气升高呼吸道压，进一步减少回心血量和每搏量，给循环系统带来不利影响；加重 V_A/Q 平衡失调，加重缺氧；膈肌和隆嵴移位可导致气管导管移位或进入一侧主支气管。

麻醉药物的选择应尽可能减少对循环系统的抑制，麻醉诱导通常应用苯二氮唑类，速效巴比妥类、芬太尼和肌松药。另外，依托咪酯对心血管系统影响比较小，丙泊酚诱导快且术后恶心、呕吐少，也是较好的选择。吸入麻醉的诱导主要适用于儿童。诱导时应尽量避免胃充气，防止反流、误吸，胃充气也不利于手术操作。麻醉维持多采用静吸复合麻醉，如吸入麻醉药加上少量芬太尼和肌松药，肌松药可根据手术时间长短选用长效或短效肌松药。全身静脉麻醉是另一种全身麻醉技术，可联合应用丙泊酚、麻醉性镇痛药、苯 氮卓类、巴比妥类和肌松药，与静吸复合麻醉相比，其恢复时期短，术后较少恶心、呕吐。

2.区域阻滞：包括蛛网膜下腔阻滞和硬膜外阻滞。其优点是可保持病人在术中清醒，不致引起误吸，且病人可通过增加每分通气量保持呼吸的代偿功能。其缺点是腹腔镜手术引起的不适和生理变化主要是由于气腹所引起而非手术部位的疼痛，因此要求阻滞的范围较广（T2～L1)，加重了对循环系统的影响；气腹引起的膈肌牵拉和二氧化碳对膈肌的直接刺激会引起肩部的放射痛；因交感神经阻滞导致迷走神经张力增强，可引起心律失常及恶心、呕吐等反应；由于病人不适需要辅助麻醉性镇痛药和镇静药物会抑制呼吸系统代偿功能。区域阻滞难以完全消除气腹引起的不适，有时病人难以耐受，则需改为气管内插管全身麻醉。一般将区域阻滞用于下腹部腹腔镜和妇科腹腔镜手术。

3.全身麻醉加硬膜外阻滞：在硬膜外阻滞成功后行气管内插管，以静脉麻醉药和（或）吸入麻醉药维持浅全身麻醉以耐受气管导管。其优点是：可控制呼吸，便于呼吸管理，避免单纯硬膜外阻滞时发生严重的呼吸抑制，节省了麻醉药和肌松药，避免其蓄积和残留作用.且术后可采用硬膜外镇痛，有利于病人恢复。

4.双侧肋间神经阻滞：可提供手术部位的镇痛和肌肉松弛。保持病人清醒，有利于发挥病人自身调节反射，但操作复杂，有导致气胸和局麻药中毒的可能。

5.局部麻醉：局部麻醉辅助或不辅助镇静、镇痛药，可用于诊断性腹腔镜检查和活检、输尿管镜检查、粘连带松懈、输卵管结扎以及疝修补、胃造瘘、空肠和胆道造瘘术等。

【麻醉监测】腹腔镜手术对病人生理干扰大，麻醉中的监测和管理很重要，尤其是对呼吸和循环系统的监测。

1.呼吸监测：

(1）呼吸道压力（PAw）监测：气腹使腹壁张力增加，膈肌上抬，胸膜腔内压升高，肺顺应性降低，呼吸道阻力增加，而呼吸道压力是影响心排血量的重要因素，呼吸道压可间接地提示胸膜腔内压，而监测气腹对循环的影响，呼吸道压力监测还有利于防止呼吸道压伤。

(2）呼气末二氧化碳分压（$P_{ET}CO_2$)：腹腔镜手术麻醉过程中必须监测 $P_{ET}CO_2$ ，以调整呼吸参数，维持正常的血气状态。如果病人有心肺疾患，$P_{ET}CO_2$ 不能很好地反映 $PaCO_2$ ，

需直接测定 $PaCO_2$ 。

(3)通气量监测：主要是通过呼吸机的监测系统测定潮气量（V_T）和每分通气量（V_E)。在腹腔镜手术麻醉过程中，一般采用过渡通气，在气腹期间一般设置、V_T 为 10～12 ml / kg，V_E 为 150～160 ml / kg，并根据 PaO_2 、$PaCO_2$ 和脉搏血氧饱和度（SpO_2)，及时发现低氧血症。

(4）血气分析：如 pH、PaO_2 和 $PaCO_2$ 等，根据监测结果来调整呼吸参数，以维持血气结果在正常范围内。

2.循环监测：一般监测心电图、无创血压，如果有条件可行多普勒心音监测，它对气栓诊断最敏锐。在无多普勒检测条件下，如果病人出现突发性血压极度下降、心律失常、心前区“水车”样杂音，尤其是术中存在大失血的情况，应考虑气栓的存在。一旦诊断为气栓，应立即解除气腹，改为头低左侧卧位.防止气体从右心进入肺动脉，并从中心静脉导管抽气。腹腔镜手术过程中一般不用有创监测，但是由于腹腔镜手术越来越多地应用于一般情况较差的病人，尤其是合并心肺疾患的病人.有时有创监测是必要的，如有创血压、CVP 及有创心功能监测等。

3.体温监测：也相当重要，除可监测少见的恶性高热外还可监测是否体温过低。腹腔镜手术中，高速低温的气流是导致低体温的因素之一。

4.听诊器监测：是简单有效的方法，既可监测肺通气状况，还可了解心脏状态，并及早发现气栓。

与传统的开腹手术相比.腹腔镜手术术后并发症减少，恢复较快，但术中并发症增加，应引起重视，并加强术中监测和管理。

第八章　各种检查和治疗的麻醉

为明确诊断，许多疾病需要进行特殊检查，从而增加病人痛苦，甚至有些检查在清醒状态下难以完成。因此，完善的麻醉不仅可使病人在舒适状态下接受检查，而且可保证病人绝对安静，以便获得准确的检查、治疗结果。诊断检查主要分为以下 2 类：①利用内镜进行诊断和治疗，如支气管镜、食管镜、膀胱镜、直肠镜、胸腔镜和腹腔镜等；②放射性检查，在 X 线下施行导管或造影检查，如 CT、磁共振成像（MRI)、心导管检查和造影、脑血管造影、脑室造影和气脑造影、支气管造影、逆行输尿管肾盂造影、肝肾动脉造影、介入治疗等。

【术前准备】

麻醉前充分了解病人疾病的病理生理改变、并存疾病和可能的并发症。对于仅需镇静的病人可以不予术前给药，若需全身麻醉则术前注射阿托品和镇静药（哌替啶、异丙嗪等)。支气管造影麻醉前要做好呼吸道准备；心导管检查和心血管造影麻醉前尽量纠正心、肺功能和水、电解质紊乱，控制感染，而且慎用阿托品，以免引起心动过速。麻醉前要准备好器材和药品。

【麻醉选择】

在成人，大多数诊断性检查均可在表面麻醉、局部浸润麻醉下完成，对于小儿和情绪紧张的成人，需要基础麻醉或全身麻醉。

【麻醉要点】

麻醉多在检查室里完成，工作环境特殊、造影剂不良反应和技术危险（如脏器穿孔、血管壁损伤和动脉瘤破裂等）对麻醉和病人均不利，并要求麻醉方法和药物不影响检查结果，麻醉要求高。介入性检查和诊断治疗要求病人适度镇静、制动，以完成操作。

【麻醉管理】

1.气管支气管镜检查的麻醉：成人多用表面麻醉.小儿辅助镇静药物。镜检中一旦出现青紫，立即停止检查，同时将支气管镜退到总支气管。充分给氧。表面麻醉药限量，防止逾量的毒性反应。麻醉中可能遇到下列并发症：心律失常、喉痉挛及喉水肿、呕吐、纵隔气肿等，应积极防治。

2.支气管造影的麻醉：要确保呼吸道通畅；麻醉药物无呼吸道刺激、不增加呼吸道分泌物；注射造影剂时无明显咳嗽；摄片时，保持体位.且能憋气；检查结束能将造影剂大部分排除。小儿造影应在全身麻醉下完成，多采用气管内双管麻醉法。造影结束，经胸部透视证实支气管内残留造影剂已大部分排除，且咳嗽、吞咽反射均恢复，方可拔管。常见的并发症为呼吸道阻塞窒息、心搏骤停，预防以保证呼吸道通畅、通气量良好，必要时辅助呼吸为主。如呛咳、脉率变慢，可加用表面麻醉。

3.心导管检查和心血管造影的麻醉：心导管检查多在局部麻醉下完成，仅在必要时静脉给予地西泮。婴幼儿、学龄前儿童或紧张难以配合成人需要全身麻醉。麻醉要求平稳，防止缺氧和二氧化碳蓄积，并做好复苏的准备。

心血管造影特别是左心造影，需快速注入造影剂，可致病人不适。需要一定深度的麻醉。在注入造影剂之时做过渡通气，以储气囊持续加压，提高肺循环压力，减慢回心血量，从而延长造影剂在心脏的停留时间，使左心造影的图像更清晰。麻醉中要注意以下并发症：心律失常、低血压、心衰和急性肺水肿、心肌梗死、呼吸抑制、晕厥和急性脑缺氧等。

4.食管镜、肠镜检查的麻醉：成人采用表面麻醉，估计镜检时间长的小儿，可以给予静脉麻醉。麻醉深度要适宜，避免 fl,JL 躁动挣扎。主要并发症为呼吸道梗阻、食管穿孔、黏膜擦伤等机械损伤。

肠镜检查对肠道牵拉刺激重，以老年病人为主，容易并发高血压、心律失常和（或）心肌缺血。静脉麻醉能够消除刺激，缓解痛苦，但对于老年人，要预防麻醉药物引起的呼吸和循环抑制作用。

5.脑血管造影的麻醉：成人在局部麻醉下施行脑血管造影术。在注入造影剂的瞬间，病人感到头部轰然感.有时有严重的眼球后疼痛和精神紧张，此时应防止病人头动而致摄片效果不佳。儿童选用基础麻醉或全身麻醉。氯胺酮禁用于颅内压增高病人。对于危重、呼吸衰竭病人，不论成人或小儿，均应在气管内麻醉下施行脑血管造影术。常见的并发症是：

颈动脉血肿、失血、造影剂的刺激、血管扩张引起的低血压、脑水肿、心搏骤停等，要备齐抢救器材。

6.脑室造影和气脑造影的麻醉：对选用气脑造影术的病人，术前必须确诊其无明显颅内压增高。麻醉要求平稳.避免颅内压增高的因素。成人选用局部麻醉。在注气瞬间可因颅内压增高而出现头痛。小儿采用静脉麻醉。最好不用氧化亚氮麻醉。并发症主要有低血压和颅内压增高。

7.CT 和 MRI 检查的麻醉：CT 检查麻醉以静脉麻醉为主，麻醉应满足病人不动、不抑制呼吸和循环及不增高颅内压的要求。选用丙泊酚等作用时间短的静脉麻醉药物。对需要口服增强剂者，应视为“饱胃”，严防误吸，气管内插管麻醉更为安全。主要的并发症有呼吸抑制、误吸、循环抑制、颅内压增高等。MRI 检查时间长 30～45 分钟，对小儿、紧张成人，则需要深度镇静或全身麻醉。通常用的麻醉机、呼吸器、监护仪等因含有铁或铁磁物质，不能放置在工作现场。小儿首次给药剂量要足，以免检查中出现扭动，影响检查。

8.腹腔镜检查的麻醉：腹腔镜检查时要充分入气体，特殊体位以及操作疼痛刺激，会使病人血压下降、心率减慢、四肢厥冷、术后恶心呕吐。静脉麻醉药物（丙泊酚）或静脉麻醉药物加用镇痛药（芬太尼或氯胺酮）可以保证麻醉安全，但要防止分泌物误吸危险，尤其是体位变化后，口腔分泌物会增加。

第九章　普通外科

第一节　烧伤

【概述】

烧伤是人体受热力（火焰、热水、蒸汽及高温固体）、电能、放射能和化学物质等作用引起的损伤。严重烧伤不仅破坏皮肤、肌肉、骨骼、神经，并能引起全身一系列的病理生理变化，甚至危及生命。由于病情严重，病程较长，病人一般都失去生活自理能力。因此，护理工作在烧伤治疗的过程中占有十分重要的地位。

【发病机理】

（一）病因

按不同的致伤因素，可分为：

1. 热力烧伤：多见于日常生活和意外事故，例如失火、易燃物品着火（汽油、酒精等）或爆炸（锅炉、砖窑等）、高温金属（钢、铁等）、沸水、沸油、热蒸汽、烫粥等。严格地说，热液所致的损伤称为烫伤。

2. 化学烧伤：平时多发生于意外事故，战时由于化学武器的应用而发生较多。

（1）酸烧伤：多见于硫酸、硝酸、盐酸等。

（2）碱烧伤：主要是氢氧化钠、氢氧化钾、石灰、氨水、电石等。

（3）磷烧伤：多见于军用毒剂，如芥子气、路易士气。

3. 电烧伤：多因违反操作规程或缺乏用电知识而发生意外事故，有以下两种原因：

（1）电接触性烧伤：人体某部位触电后，电流通过人体而致伤，其烧伤处有进口和出口。

（2）电弧烧伤（亦称电火花烧伤）：人体接触高压电后，瞬间产生电弧，遇衣物等燃烧而致烧伤。

4. 放射线烧伤

(1)X 线、^{60}钴、加速器等照射过量或防护措施不当而致烧伤。

（2）原子能放射：战时由于原子弹、氢弹的应用，而发生大量的放射线复合烧伤。

（二）病理生理

烧伤后机体的皮肤及内脏，由于烧伤原因、作用方式、持续时间、损害面积大小、损伤深度以及伤员抵抗力等因素的不同而发生不同的病理生理改变。

1.烧伤皮肤创面的组织发生形态学改变：烧伤局部由于组织坏死释放出组织胺类血管活性物质，毛细血管扩张充血，通透性增加，使血浆样液体渗出到组织间和体外。其结果是局部出现水肿、水泡或渗出性创面。烧伤重时，热力可直接引起蛋白质凝固，形成焦痂或炭化，在深层也有大量液体积聚。烧伤后局部血流量增加，使毛细血管内静力压升高，促使更多的血管内液体逸出，同时由于血管通透性增加，血浆样液体外渗，使血管外胶体渗透压增加，使更多的液体外渗，由于淋巴回流差，使液体积聚血管外，加重水肿。

2.烧伤后内脏的病理生理：烧伤（特别是严重烧伤）给人体内脏系统带来的病理生理变化，主要是烧伤后休克及感染等发生后产生的一系列改变。

（1）烧伤休克病理生理：由于毛细血管通透性的改变，大量血浆渗出后血容量减少，人体的调节代偿能力不足以维持有效循环血量，则回心血量不足，心排出量下降，血压降低，导致组织细胞灌流不良，缺血缺氧，继发酸中毒、微循环障碍等一系列的病理生理变化。

（2）烧伤后各脏器病理生理：严重烧伤后继发的休克、感染，均可影响身体各脏器而导致严重的病理生理变化。

①呼吸系统：主要表现为呼吸功能不全。其病理变化是因为气体交换不良引起，如肺水肿、肺不张、肺充血和肺泡出血的发生。

②泌尿系统：主要表现为急性肾功能不全。由于烧伤后有效循环血量不足，使肾血流量减少，肾小球滤过率下降；醛固酮及抗利尿素分泌增多，肾小管回吸收水与钠增多，出现少尿或无尿、尿比重高、尿素氮增高等肾功能障碍，严重时可发生急性肾功能衰竭。

③消化系统：主要表现为胃肠功能紊乱。烧伤后由于胃肠道血流量减少，肠黏膜屏障（机械、生物、免疫屏障）受损，易导致细菌及内毒素侵入，引起医源性感染。胃液及胃酸分泌减少，胃内消化酶急剧下降，患者可有食欲不振、恶心、呕吐、腹胀等，严重者可出现肠麻痹后急性胃扩张等。肝脏由于烧伤后，转氨酶自破坏的皮肤和肌肉组织中释放出来，使烧伤早期肝功能不正常而出现转氨酶增高。

④心血管系统：主要表现为心功能障碍。烧伤后，血流动力学发生改变，心排出量不足，血氧饱和度降低，代谢率增高。因缺氧引起乏氧代谢，使心肌中乳酸含量增高，三磷酸腺苷减少致心肌收缩无力；低血容量、酸中毒、血压下降致心肌灌注不足，心肌收缩乏力；电解质紊乱，出现低血钾致心肌兴奋性增高，心率增快等。

【治疗】

1.清创术、无菌操作和消毒隔离措施

虽然全身性感染的致病菌并非完全来自创面，但创面的细菌与感染有一定的关系，所以采取减菌措施是必要的，常用的有清创术和无菌操作原则。病人入院早期在不妨碍抗休克的前提下应施以必要的清创，清除创面上的污染物和腐皮，用1‰新苯扎氯铵或0.5%氯己定冲洗创面，最后用20℃～35℃的生理盐水冲洗创面，以减少创面的细菌数。在防止感染的途径中不能忽视无菌操作和消毒。虽然将病人放置在无菌的层流室内是不容易实现的，在一般情况下也是不必要的，但将病人放置在一个有消毒隔离条件的病房里却是非常必要的，对可能引起交叉感染的一切因素（如病房内用具、医护人员携带物等）都应避免。无菌原则是防止医源性感染的关键。

2.营养

大面积烧伤病人通常同时存在营养不良、免疫功能低下和感染，三者互为因果。研究表明，严重烧伤病人的足够的热量供应下，高蛋白治疗组的调理指数、血清总蛋白、转铁蛋白、C3和IgG水平均高于对照组。加强营养并注意维持正氮平衡能显著减少侵袭性感染的发生率和死亡率。

3.免疫疗法

烧伤感染的免疫法研究较多的是绿脓杆菌感染的免疫疗法。免疫疗法分主动免疫和被动免疫。目前临床应用的主动免疫主要是绿脓杆菌菌苗，被动免疫是绿脓杆菌免疫球蛋白或高价免疫血清（或血浆）。

⑴主动免疫：绿脓杆菌菌苗根据抗原成分可分为脂多糖抗原和内毒素蛋白抗原两类。7价绿脓杆菌菌苗和16价绿脓杆菌菌苗（PEV-01）属于脂多糖抗原，中国研制的绿脓杆菌菌苗（EP）属内毒素抗原。绿脓杆菌菌苗具有良好的免疫原性。烧伤病人在入院当天、7天和14天三次接种PEV-01后，对16种成分的抗体效价从入院

1/4-1/32 平均上升到 1/64-1/256，并保持 4 周。血清中出现的凝集素和血凝素对绿脓杆菌致死攻击有保护作用。而未注射菌苗的病人罕有保护性抗体。

接种菌苗的病人血浆中内毒素水平低，未接种菌苗而感染绿脓杆菌的病人内毒素效价高。内毒素消耗补体的 C3 成分，损害非特异性免疫机理，增加病人对感染的易感性。接种绿脓杆菌菌苗降低血中内毒素水平，亦间接增强病人对其他细菌感染的抵抗力。 接种菌苗后中性粒细胞的吞噬活性增强，中性粒细胞对乳胶颗粒、产气杆菌和奇异变形细菌的吞噬作用增强。在有特异性抗体存在时，中性粒细胞杀死绿脓杆菌的能力显著增强。

菌苗的适宜剂量可以产生最大的抗体反应水平，一般推荐应用的剂量为，7 价菌苗 25μg/kg/次，PEV-01 每次用一个成人剂量（RHD），12 岁以下儿童给 0.5RHD。可采用皮内和肌肉联合或皮下注射。一般 5～7 天才产生合适的抗体水平。因此菌苗接种越早越好。首次接种应在 6 天内进行，因为 6 天后病人对菌苗的反应相当差。主动免疫一般经 5～7 天，血清中 IgG 抗体的含量才能达到保护水平，维持时间较短暂，须连续免疫，3～7 天接种一次直到绿脓杆菌感染的威胁消失。

注射菌苗后局部可出现红肿，体温可升高。对反应严重时应停止或减少菌苗剂量。

⑵被动免疫：被动免疫是给病人注射绿脓杆菌免疫球蛋白或高价免疫血清（或血浆）。高效价免疫血浆的制备是给志愿者注射菌苗，当抗体效价达到 1∶512 时分离血浆，冻干保存。成人用量 250ml，儿童 125ml，一般在一周内注射。绿脓杆菌免疫球蛋白在入院当天开始注射，连续 3 天，成人每次 0.5ml，儿童 0.2ml。

被动免疫可弥补主动免疫产生时间较长的缺点。对免疫功能低下者一般主张烧伤后即刻注射多价绿脓杆菌菌苗和高效价绿脓杆菌免疫球蛋白或免疫血浆。

4.预防性应用抗生素

预防性应用抗生素的原则是早期、联合、足量和敏感。虽然部分学者不主张预防性应用抗生素，但我们认为合理地应用抗生素可以降低侵袭性感染的发生率。早期是指对大面积及深度烧伤或污染较严重的病人入院后即应用抗生素预防感染；联合是指联合应用两类抗生素的抑制细菌在创面上及痂下大量繁殖，一般采用头孢菌素加下胺卡那霉素。

5. 积极治疗创面

烧伤创面的坏死组织为细菌提供了良好的培养基，创面是感染的主要来源。而且烧伤后免疫功能的损害也随着创面愈合或经切痂植皮覆盖后大多恢复正常。所以积极处理创面（包括切痂植皮、局部外用药物促进创面愈合）是预防感染的关键。

第二节　破伤风

破伤风是由于外伤或产科接生后有破伤风杆菌自伤口侵入人体所引起的一种急性特异性外科感染。临床上以全身肌肉强直性收缩和阵发性痉挛为特征。

【发病机理】

（一）病因

破伤风是由破伤风杆菌侵入人体伤口、侵入产后新生儿脐带或侵入产妇阴道，进行生长繁殖，引起的一种急性特异性感染。破伤风杆菌及其毒素都不能侵入正常的皮肤和黏膜，破伤风都发生在伤后。一切开放性损伤如火器伤、开放性骨折、烧伤，甚至细小的伤口如木刺或锈钉刺伤，均有可能发生破伤风。破伤风也见于新生儿未经消毒的脐带残端和消毒不严的人工流产；偶可发生在胃肠道手术后或摘除留在体内多年的异物后。伤口内有破伤风杆菌，并不一定发病；破伤风的发生除和细菌毒力强、数量多，或缺乏免疫力等情况有关外，局部伤口缺氧是一个有利于发病的因素。因此当伤口窄深、缺血、坏死组织多、引流不畅，并混有其他需氧化脓菌感染而造成伤口局部缺氧时，破伤风便容易发生。泥土内含有的氯化钙能使组织坏死，有利于厌氧菌繁殖，带有泥土的锈钉或木刺的刺伤亦答易引起破伤风。

（二）病理生理

破伤风杆菌只在伤口局部生长繁殖，所产生的外毒素是造成破伤风的原因。外毒素有痉挛毒素和溶血毒素。痉挛毒素对神经有特殊的亲和力，可引起肌肉痉挛、收缩，是产生症状的主要原因；溶血毒素能引起局部组织坏死和心肌损害。破伤风的痉挛毒素由血液循环和淋巴系统，并附着在血清球蛋白上到达脊髓前角灰质或脑干的运动神经核。到达中枢神经系统后的毒素，主要结合在灰质中突触小体膜的神经节苷脂上，使其不能释放抑制性递质（甘氨酸或γ一氨基丁酸）。运动神经系统失去正常的抑制性，引起特征性的全身横纹肌的紧张性收缩或阵发性痉挛。毒素也能影响交感神经，导致大汗、血压不稳定和心率增速等。所以破伤风是一种毒血症。

【临床表现】

1. 潜伏期　24h、数天、数月，甚至数年不等，一般是7～8d。

2. 前驱期　最初为张口受限、牙关紧闭、乏力、头晕、头痛、反射亢进、烦躁、局部疼痛、肌肉牵拉感、抽搐及强直。

3. 发作期　主要表现为肌肉持续收缩。最初是咬肌，表现为咬肌紧张，有刺痛、咀嚼不便，后出现咬肌强直、张口困难、牙关紧闭。面部表情肌群收缩、蹙眉，口角向外下方收缩，呈“苦笑”面容。咽喉部肌肉痉挛，导致吞咽和呼吸困难。颈项、腹背肌肉同时收缩、强直而形成“角弓反张”。

在有上述表现的基础上，任何刺激，如声、光、震动、吞咽、注射等，均可诱发阵发性痉挛。痉挛抽搐发作时表现为头不停地后仰，手足搐搦不止，大汗，发绀，呼吸急促，表情痛苦，流涎或吐白沫。发作间隙期，始终存在肌肉强直。发作时间持续数秒或数分钟不等。发作间隙期愈短、持续时间愈长，提示病情愈重。病程一般3～4周，严重者可达6周以上。

并发症：可出现肺炎和肺不张，严重者出现窒息，是病人死亡的主要原因。还可因强烈的肌肉痉挛而致肌肉撕裂、出血、骨折、关节脱位和舌咬伤等。

【诊断】

破伤风诊断并不困难，根据有外伤史，妇女产后或流产后，新生儿的土法接生；出现乏力、头晕、焦躁等症状，无一般感染现象，若出现典型的张口困难、“苦笑”面容，颈项强直和其他部位肌肉强直，甚至全身痉挛发作；新生儿不能吸乳、啼叫无力和肢体活动减少，而肌肉僵硬明显，严重时

呼吸困难和昏迷不醒，即可诊断为本病。

诊断破伤风关键是辨别病情的轻重。下列情况属重症。

（1）潜伏期过短，不足48h；

（2）全身性痉挛发作较早，从局部症状（如张口困难）出现起不过24h；

（3）痉挛发作持续时间超过1min，或发作即造成窒息，或发作虽短暂但频频发作；

（4）出现高热、肺部感染、心动过速或神志不清等；

（5）用一般镇静剂难以缓解的痉挛发作。

【鉴别诊断】

破伤风发病初期仅有某些前驱期症状，确诊比较困难，对此应提高警惕，注意观察随访，同时还应与以下疾病相鉴别：

1. 化脓性脑膜炎　亦有“角弓反张”、颈项强直等症状，但无阵发性痉挛。病人常有剧烈头痛、高热、喷射状呕吐，有时有神志改变，脑脊液检查压力升高，白细胞计数增多等可资鉴别。

2. 低钙性抽搐　主要影响上肢，血清钙较低，注射钙剂能缓解抽搐。

3. 狂犬病　可有与破伤风相似的肌肉紧张、抽搐等。但狂犬病有被疯狗、猫咬伤史，早期有流涎、咽肌痉挛、吞咽困难等症状，但很少出现牙关紧闭，而且病人听到水声或看见水，咽肌会立即发生痉挛、剧痛。脑脊液中淋巴细胞数增高。

4. 士的宁中毒　症状与破伤风相似，但在抽搐的间歇期肌肉松弛，而破伤风则是在肌肉持续紧张的基础上发生抽搐。

5. 其他还应与颞颌关节炎、子痫、癔症，以及精神病等相鉴别。

【预防】

破伤风重在预防，可采取下列措施。

1. 彻底清创　对战伤、污染严重及有泥土或其他异物的伤口要及时清创，严重污染的闭合性伤口要敞开，用3%过氧化氢、1：5 000高锰酸钾液冲洗伤口并外敷。严禁违法接生。

2. 自动免疫

（1）破伤风类毒素：基础注射需皮下注射3次，第一次0.5ml，以后每次1ml，每次间隔4～6周。第二年再注射1ml，作为强化注射，以后每5～10年重复强化注射1ml，凡10年内做过自动免疫者，伤口只需注射类毒素0.5ml就能起到预防作用。

（2）伤口污染严重，可在注射类毒素3～4h后，于其他部位肌肉注射破伤风抗毒血清或免疫球蛋白。

3. 被动免疫　用于未注射过类毒素而有下列情况之一者：①任何较深的伤口；②伤口虽表浅，但沾染严重或沾染人畜粪便者；③医院外的急产或流产，未经消毒处理者；④陈旧性创伤异物摘除术前。

方法：伤后12h以内，皮下或肌肉注射破伤风抗毒素（TAT）1 500国际单位（IU，1ml）。超

过12h者，剂量应加倍。成人与儿童剂量相同。因TAT为动物（如马）血清制品，注射前要常规做过敏试验；阳性者采用脱敏注射法。TAT过敏试验：抽TAT0.1ml，加等量盐水09ml稀释，取稀释液0.1ml在前臂屈侧做皮内注射；另侧注同量等渗盐水作对照。观察15min。若注射TAT处出现直径超过1cm的红肿硬块，为阳性，应用脱敏注射法。

TAT脱敏注射法：将TAT 1 500 IU（1ml）用等渗盐水9ml稀释（10倍）后，分次做皮下注射，首次剂量为1ml，以后依次为2、3、4ml，每次间隔30min。每次注射后注意观察有无过敏反应。如出现面色苍白、荨麻疹或皮肤瘙痒、打喷嚏、咳嗽、关节疼痛，甚至休克，应停止继续注射，并立即皮下注射肾上腺素1mg。

被动免疫也可用人体破伤风免疫球蛋白（HIG），效能较TAT大，一般无过敏反应，其预防剂量为250 500u，深部肌肉注射。

【治疗】

治疗原则是：清除毒素来源，中和游离毒素，解除肌肉痉挛，保持呼吸道通畅，预防并发症。

（一）控制和解除肌肉痉挛

是治疗破伤风的中心环节，其目的是要使病人安静，以减少对外界刺激的敏感性而控制痉挛发作。

（1）病人住专门病室，保持安静，防避声、光和振动等刺激。

（2）病情较轻者，可使用一般镇静剂，减少对刺激的敏感性。选用：①安定10mg静脉注射，每日3～4次；②苯巴比妥钠0.1～0.2g，肌肉注射，与10%水合氯醛20～30ml直肠内注入交替，每4～6h1次；③氯丙嗪50～100mg，肌肉注射，每6h1次。

（3）病情较重者，可以给予冬眠合剂哌替啶100mg，氯丙嗪和异丙嗪各50mg加入5%葡萄糖溶液250ml，静脉缓慢滴入，每日2～3次。

（4）抽搐频频发作，不能用上列方法缓解者，可用硫喷妥钠0.1～0.2g，加入25%葡萄糖溶液20mL内静脉注射；或0.5～1.0g加于5%葡萄糖溶液1 000ml中，以1min20~25滴速度静脉滴注。也可用三溴乙醇15～25mg / kg体重保留灌肠，每1～4h1次；如仍不能控制则应使用肌肉松弛剂，如筒箭毒碱、琥珀酰胆碱、氨酰胆碱、粉肌松及戈拉碘铵等，

均经静脉给药，同时须行气管插管或气管切开人工控制辅助呼吸。

（二）清除毒素来源

目的是使局部伤口内不利于破伤风杆菌生长繁殖，以清除产生毒素的来源。新鲜伤口应彻底清除坏死组织和异物，并用3%的过氧化氢溶液或1：5 000的高锰酸钾溶液冲洗和湿敷。伤口内有脓液或引流不畅，应将伤口敞开并用氧化剂湿敷。清创术需在注射破伤风免疫球蛋白（HIG）或破伤风抗毒素（TAT）1h后进行，以便中和清创时可能释出的破伤风毒素。

（三）中和游离毒素

人体破伤风免疫球蛋白（HIG）和破伤风抗毒素（TAT）均不能中和已与神经组织结合的毒素，而仅能中和游离的毒素，故应尽早使用，以减少毒素和神经组织的进一步结合。

（1）破伤风抗毒素（TAT）：首次肌肉注射精制TAT10万～20万IU，或5万IU加入5%葡萄糖500～1 000ml中静脉滴注，以后每日肌肉注射5 000　10 000IU，直至症状好转，用前须做过敏试验。伤口周围可常规注射5 000 10 000IU，新生儿破伤风可做脐周注射。

现国内已开展蛛网膜下腔注射TAT的方法治疗破伤风，并取得较为满意的效果，用法TAT5 000 10000IU做蛛网膜下腔注射；如同时加用肾上腺皮质激素泼尼松12.5mg，可减轻TAT对局部引起的水肿和炎症反应。

（2）人体破伤风免疫球蛋白（HIG）：一般为初次肌肉注射500　10 000u，另用1 000u注射于伤口附近，以后每天肌肉注射500u；若症状持续2周以上，再肌肉注射3 000u。HIG须做深部肌肉注射，因可引起高血压，故不可做静脉注射。

（四）预防并发症，加强监护

首要的是保持呼吸道通畅，及时吸除口内唾液和痰，特别要重视防治窒息。若气管内分泌物不易咯出，阵发痉挛持续时间较长或间歇期短，应及时做气管切开，并给予氧治疗。抢救窒息若来不及做气管切开，应做环甲膜粗针穿刺。为防自我咬伤，可用牙垫（纱布卷或胶垫）。帮助病人定时翻身，但要轻巧操作。高压氧治疗可减少并发症。

（五）抗生素应用

注射大剂量青霉素，能杀灭破伤风杆菌，并能防治其他感染，日剂量640万～1 000万u，静脉滴注。治疗肺部或伤口感染，还可选用其他抗菌药物。

（六）全身支持疗法

由于反复的痉挛和持续的肌肉收缩常导致人体严重损耗，故应给予高蛋白、高热能、高营养饮食，补充足够的维生素 B、维生素 C、水分和电解质，注意纠正酸碱失衡，必要时给予输血或血浆、白蛋白等。若病人不能进食或进食少，应给予鼻饲或全静脉内高营养。

（七）新生儿破伤风治疗

（1）静脉滴注 TAT 1 500 IU 加等量盐水 100ml；

（2）静脉滴注青霉素 40 万 u / d；

（3）细管鼻饲乳制品；

（4）不用镇静剂，而应用尼可刹米（可拉明）125mg 和山埂茶碱（洛贝林）10mg，交替肌肉注射，每 6h1 次，以改善病儿呼吸；

（5）置于氧气罩下；

（6）适当保温。

（八）药物治疗进展

1. 甲硝唑　甲硝唑对试管内和生物体内所有厌氧菌均有杀灭作用，对破伤风杆菌的最低抑菌浓度（MIC）为 0.01μg / ml。其机理即抑制破伤风杆菌的生长，从而阻止外毒素的产生。早期应用能起到预防作用。对于已产生和已与机体蛋白质结合的破伤风外毒素则无对抗作用，仍需用 TAT 镇静和良好的护理等综合措施。甲硝唑用量成人 1.6～2.6g / d，儿童为 50mg / (kg·d)，分 3～4 次口服。

2. 安定　现主张大剂量用于破伤风的治疗。因药理试验证明，安定在低剂量下能抑制中脑网状结构神经元的电发放，较大剂量对脊髓多突触反射亦有直接抑制作用，而对呼吸循环功能均无明显影响，且毒性低，安全范围大，很少有积蓄作用。

用量：

（1）轻型，1～2mg / (kg·d)，分 4～6 次肌注或缓慢静滴，连用 3～5d。

（2）中型，3～6mg / (kg·d)，缓慢静滴，连用 6～8d 逐渐减量。

（3）重型，8～10mg / (kg·d)，24h 内缓慢静滴。连用 8～10d，逐渐减量。

3. 普鲁卡因　目前应用于解除肌肉痉挛。方法：普鲁卡因 10mg / kg 一次加入葡萄糖液内静注，每日 1～3 次。此法对新生儿破伤风疗效较好，尚无成人应用报道。

4. 东莨菪碱　系 M 胆碱受体阻滞剂，可阻断大脑皮层的胆碱系统，直接影响乙酰胆碱维持大脑皮层的觉醒激活，对皮层及皮层下结构有抑制作用，故有良好的镇静、解痉效果；且其解痉作用与其他止痉药物相比，无呼吸抑制的副作用，相反因其对呼吸中枢的兴奋作用，有利于减少因痉挛所致的缺氧窒息现象；同时因其对脑循环的改善作用，可减轻脑水肿，故疗效明显优于氯丙嗪类药物及硫喷妥钠。用量：一般重症病人 0.04～0.06mg／kg，严重者 0.08mg／kg，静脉滴注。

5. 酚妥拉明　破伤风外毒素能导致心动过速，血压升高，心律不齐，周围血管收缩，大量出汗，高碳酸血症，尿中儿茶酚胺排出增多等交感神经活动亢进的表现；而酚妥拉明能阻断交感神经兴奋引起的血管收缩，降低外周血管阻力，使心脏后负荷降低，左心室舒张末期压力下降，减轻心衰和肺水肿，同时能扩张冠状动脉，兴奋心脏 β_2 受体，使心搏出量增加。用量：酚妥拉明 1mg／（kg・次），阿拉明 0.5mg／（kg・次）静滴，每日 1～4 次。

6. 维生素 B_6　破伤风毒素主要作用于 γ-运动神经元突触部分或其邻近的突触神经末梢，通过抑制其对神经传递有抑制作用的化学物质 γ-氨基丁酸（GABA）和甘氨酸的释放而激发痉挛。维生素 B_6 能促进谷氨酸在神经末梢合成 GABA，而呈现抗痉挛作用。

用量：维生素 B_6 120mg／d；新生儿每日 100mg，肌肉注射。

第三节　气性坏疽

气性坏疽是由梭状芽孢杆菌引起的一种严重的急性特异性感染，如不及时治疗，常丧失肢体或危及生命。

【发病机理】

（一）病因

气性坏疽是由梭状芽孢杆菌所引起的一种严重的急性特异性感染。根据病变范围的不同，芽孢杆菌分为芽孢菌性肌坏死和芽孢菌性蜂窝织炎两类。通常所说的气性坏疽就是芽孢菌性肌坏死，主要发生在肌肉组织广泛损伤的病人，少数发生在腹部或会阴部手术后的伤口处。梭状芽孢杆菌为革兰阳性厌氧杆菌，以产气荚膜杆菌、水肿杆菌和腐败杆菌为主，其次为产芽孢杆菌和溶组织杆菌等。临床上见到的气性坏疽，常是两种以上致病菌混合感染。菌体在有氧环境下不能生存，但其芽孢的抵抗力很强。

梭状芽孢杆菌广泛存在于泥土和人畜粪便中，所以易进入伤口，但并不一定致病。气性坏疽的发生，并不单纯地决定于气性坏疽杆菌的存在，而决定于人体抵抗力和伤口情况，即需要一个有利于气性坏疽杆菌生长繁殖的缺氧环境。因此，失水、大量失血或休克，而又有伤口的大片组织坏死、深层肌肉损毁，特别是大腿和臀部损伤，弹片存留。开放性骨折后伴有主要血管损伤，使用止血带时间过长等情况，极容易发生气性坏疽。

（二）病理生理

气性坏疽的病原菌主要停留在伤口内生长繁殖，很少浸入血液循环引起败血症，而是产生α毒素、胶原酶、透明质酸酶、溶纤维酶和脱氧核糖核酸酶等。α毒素是主要的外毒素，是一种卵磷脂酶，可引起溶血、尿少、肾组织坏死、血压下降、脉搏加快及循环衰竭等。而一些酶能液化组织，使病变迅速扩散、恶化。

细菌在伤口的肌肉层中繁殖，引起组织的糖类和蛋白质的分解。糖类分解产生大量气体，使组织膨胀；蛋白质的分解和明胶的液化，产生硫化氢，使伤口发生恶臭。由于局部缺血，吞噬细胞和抗体不能到达坏死组织，加上各种毒素的作用，伤口内的组织，尤其是肌肉，进一步坏死和腐化，更利于细菌的繁殖，使病变更为恶化。大量的组织坏死和外毒素的吸收，可引起严重的毒血症。某些毒素可直接侵犯心、肝和肾，造成局灶性坏死，引起这些器官的功能减退。

【临床表现】

潜伏期可短至6h。长至6d，一般为1～4d。

1.局部表现

（1）伤部剧痛为最早的症状，呈特殊的“胀裂样”剧痛，用一般镇静药不能缓解。

（2）患部进行性肿胀。伤口周围皮肤水肿、紧张、苍白、发亮，继而变为紫红、紫黑，并可出现大小不等的水泡，含暗红色泡液。

（3）伤口内流出恶臭的血性或浆液性液体；伤口内肌肉坏死，呈暗红或土灰色，失去弹性，切开后不收缩，也不出血，犹如熟肉。

（4）轻压伤口周围皮肤有捻发音，或可见气泡从伤口边缘溢出。

（5）由于血管血栓形成及受压、淋巴回流受阻，肢体可发生水肿、变色、厥冷和坏死。

2.全身表现　病人极度软弱，表情淡漠或烦躁不安，有时谵妄。体温可高达40℃以上。面色苍白，可出冷汗，脉搏加快，脉率>100 次 / min，呼吸急促。晚期血压下降，神志昏迷，还可出现黄疸、尿少等；严重者出现休克，甚至多器官功能衰竭。

3. 实验室检查　进行性贫血，红细胞计数迅速降到（1.0～2.0）$\times 10^{12}$ / L，血红蛋白降到 30%～40%。白细胞计数一般不超过 15.0$\times 10^{9}$ / L。伤口渗液涂片检查可见革兰染色阳性粗大杆菌，厌氧培养可见荚膜芽孢杆菌。

【诊断】

早期诊断和及时治疗是保存伤肢和挽救生命的关键。由于病变进展迅速，稍有耽误将会造成严重后果。

（1）创伤或手术后，伤口突然剧烈胀裂样痛，局部肿胀迅速，有明显的中毒症状。

（2）伤口周围触诊有捻发音。

（3）渗液细菌涂片有革兰染色阳性粗大杆菌。

(4)X 线平片检查发现肌群内有积气。

【预防】

彻底清创是预防创伤后气性坏疽的主要方法。对开放性创伤，特别是泥土较重和软组织挫伤严重者，都应及时进行彻底清创，清除异物和失活组织。污染严重的伤口可用 3% 过氧化氢液冲洗，并应开放引流。对疑有气性坏疽的伤口，立即拆除缝线，敞开伤口。

对气性坏疽病人要严格隔离，病人用过的一切衣物、敷料、器材等要单独收集，严格消毒，以防发生交叉感染。

【治疗】

（一）手术治疗：诊断一经确立，迅速及时地清创是抢救生命的关键。切除已失活的肌肉组织，清除异物，伤口用氧化剂冲洗。如果肢体损伤甚为严重，或全身中毒严重，为了挽救生命，应考虑截肢术，伤口全部开放，用氧化剂湿敷包扎。

1. 术前准备　术前静脉滴注青霉素 G800 万 u 或注射头孢菌素，或克林霉素，并给予补液、输血 400～800ml。手术应在全麻下进行。

2. 手术方式　应将病变区做广泛、多处纵向切开，直达正常健康的组织为止。对已发生坏死的肌肉、碎骨片及异物等，应彻底清除，敞开伤口，用 3%过氧化氢或 1：5 000 高锰酸钾溶液反复冲洗和湿敷。若肢体损毁严重，动脉搏动已消失，并有严重的全身中毒症状，为挽救病人生命，应施行高位截肢术，残端创口敞开，用氧化剂冲洗和湿敷。

（二）抗生素治疗

术前、术中、术后均应给予静脉滴注大剂量青霉素G，每日1 000万u和四环素2.0g，如青霉素过敏，则选用红霉素，每日1.5～1.8g。必要时可选用新一代头孢菌素，常可获得满意的效果。

（三）高压氧疗

病人在高压氧舱内吸入相当于3个大气压的纯氧，可抑制甚至杀灭厌氧菌，使其不能产生毒素。方法：第1日3次，第2日和第3日各2次，共7次，每次2h，间隔6～8h。清创在第一次高压氧治疗后进行。这种治疗目前已得到充分重视，可起到保留患肢的作用。

第四节　甲状腺肿瘤

单纯性甲状腺肿

单纯性甲状腺肿大多在高原、山区一带流行。发病的主要原因是水源和食物中含碘量不足，使甲状腺激素的合成和分泌减少，通过反馈作用，TSH分泌过多，导致甲状腺代偿性肿大。当甲状腺体积过大而有压迫症状时，需手术治疗。青春期及妊娠、哺乳期妇女对碘的需要量增加，也可发生甲状腺肿大，属于生理性肿大，一般不需手术治疗。

【发病机理】

（一）病因

1.碘缺乏：饮食和食物中含碘量不足，是引起单纯性甲状腺肿的主要原因。

2.甲状腺需要量增高：青春发育期和妊娠期，由于人体对甲状腺素需要量暂时性增高，有时可发生甲状腺肿大。

3.甲状腺的合成和分泌障碍：可促使甲状腺肿大。

（二）病理生理

1.碘缺乏：人体摄入碘量不足，血中甲状腺素浓度降低，T_3、T_4含量少，通过神经一体液调节使垂体前叶过多分泌促甲状腺素，从而使甲状腺代偿性肿大。

2.青春期和孕妇对甲状腺素需要量增高：有时可产生轻度的弥漫性甲状腺代偿性肿大，待成年后或产后可自行缩小。

3.甲状腺合成和分泌障碍：由于久食阻止甲状腺素合成的含有硫脲的萝卜和白菜等，

使血中甲状腺素减少，而引起甲状腺肿大。

【治疗】

青春期单纯性甲状腺肿时大多可自行消退，无须给药治疗。对碘缺乏性甲状腺肿病人，用食盐加碘及饮食少量碘剂即有疗效，不宜剂量过大，以防引起碘甲亢。近年来用左甲状腺素钠（L-T4 ）片代替了甲状腺片制剂，来抑制 TSH 分泌，缓解甲状腺持续肿大与增生，进而缩小甲状腺肿。

1.青春发育期或妊娠期的生理性甲状腺肿，可以不给药物治疗，应多食含碘丰富的海带，紫菜等。

2.20 岁以前年轻人弥漫性单纯性甲状腺肿者，可给以少量甲状腺素，以抑制垂体前叶促甲状腺激素的分泌。常用剂量为 15～30mg ，每日两次，口服，3～6 个月为一疗程。

3. 左甲状腺素钠（L-T4 ）片 每天 100～150μg 治疗有效，且应长期治疗。Hansen 观察 45 例患者，用 L-T4 片每天 150μg 1 年，治疗 9 个月以后 50%有效，约 31%病例甲状腺肿缩小至正常。当停用左甲状腺素钠（L-T4 ）片 3 个月以后，又出现甲状腺肿，故应长期治疗。

4.L-T3 片 有人观察到用左甲状腺素钠（L-T4 ）片治疗不如用 L-T3 片疗效好。L-T3 片治疗那些甲状腺结节不缩小的较 T4 片好，说明本病可能有 T4 脱碘为 T3 的机制障碍，每天用量为 40～80μg。

5.甲状腺片制剂 多年应用本药治疗甲状腺肿，有一定疗效，一般用量为每天 60～180mg，分 1～3 次服用，疗程 3～6 个月，停药后多有复发，故应长期治疗，以维持甲状腺正常大小，其间可调节用量。

4.中药治疗 多采用化痰软坚治疗原则，可选用海藻、昆布、海带、紫菜、海蛤粉、海螵蛸、海浮石及生牡蛎等含碘丰富食品，但不宜过久，以防碘甲亢。

6 疗 如有以下情况者，应及时行手术治疗，施行甲状腺大部切除术。

①已发展成结节性甲状腺肿者

②压迫气管、食管、喉返神经或交感神经节而引起临床症状者。

③胸骨后甲状腺肿。

④巨大甲状腺肿，影响工作生活者。

⑤结节性甲状腺肿继发有功能亢进者。

⑥结节性甲状腺肿疑有恶变者。

甲状腺癌

甲状腺癌是甲状腺恶性肿瘤中最常见的，约占全身恶性肿瘤的1%。男女之比为1:2～3，发生年龄为40岁～60岁。其发病与放射线照射有密切关系。甲状腺腺瘤和结节性甲状腺肿亦可发生癌变。

【发病机理】

（一）病因

甲状腺癌的病因不清楚。

（二）病理生理

甲状腺癌病理可分为：

1.乳头状腺癌：约占甲状腺癌总数的60%，多见于年轻女性。此型生长缓慢，属低度恶性，转移多在颈部淋巴结。

2.滤泡状腺癌：约占甲状腺癌总数的20%，多见于中年人。此型发展较迅速，属中度恶性，主要转移途径是经血液到达肺和骨。

3.未分化癌：约占甲状腺癌总数的15%，多见于老年人。此型发展迅速，属高度恶性。发病早期即可发生局部淋巴结转移，并经血液转移至肺、骨等处。

4.髓样癌：较少见。恶性程度中等，较早出现淋巴结转移，且可血行转移到肺。

【治疗】

1.手术治疗：确诊甲状腺癌后应立即手术治疗。如有淋巴结转移，应行扩大根治术及淋巴结清扫术。

2.药物治疗：滤泡状腺癌，如颈部淋巴结有转移，大多都已有远处转移，有条件者可采用放射性碘治疗；如效果不佳，可给予足量的甲状腺素制剂，它能通过垂体前叶的负反馈作用，使转移灶缩小。

3.放射治疗：未分化癌，在发病后2～3个月已有远处转移者，不宜采取手术治疗，可采用放射治疗。

第五节　甲状腺功能亢进

甲状腺功能亢进（简称甲亢）主要累及妇女，男女之比约为1：4。可分为原发性、继发性和高功能腺瘤三类。

【发病机理】

（一）病因

甲状腺功能亢进的原因尚不清楚。原发性甲状腺功能亢进，目前多数学者认为是一种自身免疫性疾病。继发性甲亢和高功能腺瘤的病因，可能与结节本身自主分泌紊乱，造成血中长效甲状腺激素等浓度不高所致。

（二）病理生理

1. 原发性甲亢：最常见，发病年龄在20～40岁之间。甲状腺肿大为弥漫性，两侧对称，常伴有眼球突出。

2. 继发性甲亢：较少见，发病年龄多在40岁以上。患者有结节性甲状腺肿多年后出现甲状腺功能亢进症状。甲状腺肿大的腺体呈结节状，两侧多不对称，无眼球突出。

3. 高功能腺瘤：少见。甲状腺体内有单个的高功能结节，周围的甲状腺组织萎缩，患者无眼球突出。

甲状腺大部切除术对中度以上的甲亢仍是最常用而有效的方法，能使90%～95%的病人获得痊愈，手术死亡率低于1 %。手术治疗的缺点是有一定的并发症和4%～5%的病人术后甲亢复发，也有少数病人术后发生甲状腺功能减退。

1. 适应证　①继发性甲亢或高功能腺瘤；②中度以上的原发性甲亢；③腺体较大，伴有压迫症状，或胸骨后甲状腺肿等类型甲亢；④抗甲状腺药物或 ^{131}碘治疗后复发或坚持长期用药有困难者。

2. 禁忌证　①青少年患者；②症状较轻者；③老年病人或有严重器质性疾病不能耐受手术者。

3. 术前准备　甲亢病人在基础代谢率高亢的情况下，手术危险性很大。充分而完善的术前准备极其重要。

（1）首先要做好病人的思想工作，消除病人的顾虑和恐惧心理。精神紧张、不安和失眠者可给予镇静药和催眠药。已发生心力衰竭者，应给予洋地黄制剂；伴有心房颤动者，可给予普萘洛尔（普萘洛尔）或奎尼丁治疗。

（2）术前检查：除全面的体格检查外，还应包括：①测定基础代谢率，T_3、T_4检查及 ^{131}碘吸收试验。代谢率增高的病人须定期复查；②喉镜检查，确定声带功能；③心电图检查，并详细检查心脏有无扩大，杂音或心律失常等；④有胸骨后甲状腺肿时，应做颈部X线摄片，并让病人同时咽下显影剂，以确定气管和食管的受压程度。

（3）药物准备：降低基础代谢率是术前准备的重要环节。①如病人基础代谢率高，可用硫氧嘧啶类药物（甲硫氧嘧啶或丙硫氧嘧啶、他巴唑等）。此类药物能阻止碘的有机化过程，使氧化碘不能与酪氨酸结合。本类药物亦是甲状腺过氧化酶的酶解物，能有效地阻止甲状腺素的合成，并且对甲状腺淋巴细胞有重要免疫作用，由于硫氧嘧啶类药物能使甲状腺肿大和动脉性充血，手术时易发生出血，增加了手术的困难和危险。因此，服用硫氧嘧啶类药物后必须加用碘剂。②在甲亢症状基本控制后，即可改用口服碘溶液（Lugol液），每日3次口服，从3滴开始，每日每次增加1滴，至16滴止，维持此量3～5d。碘剂对增生状态的甲状腺的作用是在最初24～48h内阻滞碘的有机化环节，阻滞甲状腺球蛋白水解，从而抑制甲状腺素的释放，使滤泡细胞退化，甲状腺血运减少、脆性降低。腺体因此缩小变硬，有利于手术切除。③对于常规应用碘剂或合并应用抗甲状腺药物不能耐受或不起显著作用的病例，可使用碘剂与普萘洛尔（普萘洛尔）合用的术前准备，普萘洛尔使用剂量6h给药1次，口服，每次40～60mg。普萘洛尔半衰期为3～6h。因此，最末一次口服普萘洛尔要在术前1～2h；术前不用阿托品，以免心动过速。术后继服普萘洛尔4～7d。普萘洛尔是一种β受体阻滞药，可选择阻滞靶组织的β受体对儿茶酚胺的作用，降低周围组织对甲状腺素的效应，使甲亢症状得到改善。普萘洛尔不能抑制甲状腺素释放。

近年来，有人主张完全单用普萘洛尔作为甲亢的术前准备。优点是：可缩短术前准备时间，并不影响甲状腺功能，术后立即能了解甲状腺残留部分的功能状态。但多数学者认为：应用普萘洛尔的适应证仍应限于上述病例，也就是对碘剂不起显著作用的病例，且仍应与碘剂联合应用，单用普萘洛尔仅适用于高功能腺瘤病人的术前准备。

4.手术时机的选择　经上述药物准备2～3周后。甲亢症状得到基本控制（病人情绪稳定、睡眠好转、体重增加），脉率稳定在90／min以下，早、中、晚脉率波动不超过10／min，基础代谢率在+20％以下或T_3T_4值在正常范围。腺体缩小变硬，血管杂音减少，便可进行手术。

5.甲状腺次全切除术要点

（1）麻醉：局部麻醉在绝大多数病例效果良好，且可随时了解声带功能，避免喉返神经损伤。如果气管严重受压或是较大的胸骨后甲状腺肿，为了保证手术中呼吸道通畅，减轻心脏负担，则应考虑气管内麻醉。

（2）手术操作：应轻柔、细致，认真对待每一步骤。①在胸骨上缘2横指处做切口，横断或分开舌骨下诸肌，进入甲状腺外层被膜和固有膜间隙，即可分离出甲状腺体。②充分显露甲状腺腺体。结扎、切断甲状腺上动静脉应紧贴甲状腺上极，以避免损伤喉上神经，如要结扎甲状腺下动脉，要尽量离开腺体背面，靠近颈总动脉结扎甲状腺下动脉主干。这样，不但可避免损伤喉返神经，且使甲状腺下动脉的分支仍与喉部、气管、咽部、食管的动脉分支相互保持吻合，不致影响甲状腺残留部分和甲状旁腺的血液供应。③切除腺体的多少，应根据甲状腺大小和甲亢程度而定，通常应切除腺体的80%～90%，每侧残留腺体以成人拇指末节大小为恰当。腺体切除过少容易引起复发，过多又易发生甲状腺功能减退。另外，必须保留腺体的背面部分，这样既能避免喉返神经损伤，又能避免甲状旁腺的损伤。甲状腺峡部亦应予以切除。④术中要严密止血，对较大血管（如甲状腺上动、静脉，甲状腺中、下静脉）应分别采取双重结扎，以防滑脱出血。切口应置通畅引流24～48h，以便及时引流出渗血，颈部的空间小，少量的积血，亦可压迫气管。

（3）术后观察和护理：密切注意病人呼吸、体温、脉搏、血压的变化。继续服用复方碘化钾溶液，每日3次，从16滴开始，逐日逐次减少1滴。如术前合用普萘洛尔，术后继服4～7d。病人应取半卧位，以利呼吸及切口引流。帮助病人排痰，床旁放置气管切开包及手套，以备万一病人窒息时及时做气管切开。

6.术后并发症

（1）呼吸困难和窒息：这是术后最危急的并发症，多发生在术后48h内。常见原因为①切El内出血压迫气管。主要是手术时止血不彻底，或因血管结扎线滑脱引起。②喉头水肿。主要是由于手术操作创伤或气管插管损伤所引起。③术后气管塌陷。是气管壁长期受压，发生软化，术后失去周围组织支撑所引起。临床表现为进行性呼吸困难、烦躁、发绀以至窒息。如因出血所引起者，尚有颈部肿胀，引流口渗出鲜血等。如发生上述情况，应立即在床旁拆除缝线，敞开伤口，清除血肿；如情况仍无改善，应立即做气管切开，待病人情况好转后，再送手术室做进一步检查处理。

（2）喉返神经损伤：主要是手术操作直接损伤引起，如切断、缝扎、挫夹或牵拉过度；少数是由于血肿压迫或瘢痕组织牵拉而引起。前者在术中立即出现症状，后者在术后数天才出现症状。如完全切断或缝扎喉返神经，损伤是永久性的，挫夹、牵拉或血肿压迫所致的损伤多为暂时性，经针刺、理疗等治疗后，一般可在 3～6 个月内逐渐恢复。一侧喉返神经损伤所引起的声嘶，可由声带过度地向患侧内收而好转，术后喉镜检查虽仍见患侧声带外展，但病人并无明显声嘶。两侧喉返神经损伤会发生两侧声带的麻痹，引起失音或呼吸困难，须做气管切开。

（3）喉上神经损伤：多由于结扎、切断甲状腺上动静脉时，离开腺体上极较远，未加仔细分离，连同周围组织大束结扎所引起。若损伤喉上神经外支，会使环甲肌瘫痪，引起声带松弛，音调降低。分离向上延伸很高的甲状腺上激时，有时可损伤喉上神经的内支，由于喉黏膜的感觉丧失，患者失去反射性咳嗽能力，进食时，特别是饮水时，就可引起误咽而呛咳。一般经针刺、理疗等可自行恢复。

（4）手足搐搦：手术时甲状旁腺误被一并切除、挫伤或其血液供应受阻时，都可引起甲状旁腺功能不足，引起手足搐搦。症状多在手术后 1～2d 出现。轻者仅有面部或手足的强直感或麻木感，常伴心前区的重压感；重者发生面肌和手足的搐搦（一种带疼痛性的痉挛）。每日可发作数次，每次 10～20min，甚至数小时，严重病例还伴有喉和膈肌痉挛，可引起窒息而死亡。晚期常继发双眼白内障。在不出现搐搦的间歇期间，神经肌肉的应激性明显增高，如果在耳前叩击面神经、颜面肌肉即发生短促的痉挛（Chrostek 征），如果用力压迫病人上臂的神经，即引起手的搐搦（Trousseau 征）。血钙多降低，血磷则上升，同时尿中的钙、磷排出减少。

手足搐搦发作时应立即静脉推注 10%葡萄糖酸钙或氯化钙 10～20ml。口服葡萄糖酸钙或乳酸钙 2～4g，每日 3～4 次。同时加用维生素 D_2，每日 5 万～10 万 U，以促使其在肠道吸收。最有效的方法是口服二氢谷固醇油剂，有提高血钙的特殊作用，从而降低神经、肌肉的应激性。近年，同种异体甲状旁腺移植亦有疗效，但不持久。

（5）甲状腺危象：发病原因迄今尚未肯定。过去认为：甲状腺危象是手术时过度挤压甲状腺组织，促使大量甲状腺激素突然进入血液的结果。但是病人血液中的甲状腺激素含量并不一定增高。因此，不能简单地认为甲状腺危象是甲状腺激素在血液中过多存在的结果。近年来则认为：甲状腺危象是由于肾上腺皮质激素分泌不足引起的，甲亢时肾上腺皮质激素的合成、分泌和分解代谢加速。久之，使肾上腺皮质功能减退，而手术创伤应激则可诱发危象。同时也由于术前准备不充分，甲亢症状未能很好控制所致。

临床表现多于术后 12～36h 内发生高热，脉快而弱（每 120／min 以上），病人烦躁、谵妄，甚至昏迷，并常有呕吐和水泻。如不积极治疗，患者往往迅速死亡。故危象一旦发生，应及时予以抢救治疗。

治疗措施包括：①复方碘溶液3～5ml，口服，紧急时可用10%碘化钠5～10ml加入500ml10%葡萄糖液中静脉滴注，以减少甲状腺素的释放。②用β受体阻滞药或抗交感神经药，常用的有普萘洛尔5mg，加入5%葡萄糖液100ml静脉滴注，或口服40～80mg，每6h 1次。利血平2mg肌内注射，每6h 1次。③氢化可的松，每日200～400mg，分次静脉滴注。④镇静药：常用苯巴比妥100mg或冬眠合剂Ⅱ号半量，肌内注射，6～8h 1次。⑤降温：一般配合冬眠药物物理降温，使病人体温尽量保持在37℃左右。⑥静脉输入大量葡萄糖溶液并保持水、电解质及酸碱平衡。⑦吸氧，以减轻组织的缺氧。⑧如有心力衰竭，可给予洋地黄制剂，如有肺水肿可给予呋塞米。

（6）术后复发：术后复发的常见原因是：未切除甲状腺峡部或锥体叶；或切除的腺体不够，残留的腺体过多，或甲状腺下动脉未予结扎等。复发常给再次手术带来难以估计的困难，而且容易损伤喉返神经和甲状旁腺。因此，对复发的甲亢，一般以非手术治疗为主。

（7）甲状腺功能减退：由于腺体切除过多所引起。表现为轻重不等的黏液性水肿：皮肤和皮下组织水肿，面部尤甚，按之不留凹痕，皮肤干燥，毛发疏落，病人常感疲乏，性情淡漠，智力较迟钝，动作缓慢，性欲减退，脉率慢、体温低、基础代谢率降低。

治疗：长期服用甲状腺抑制剂或甲状腺素，一般疗效较好。

第六节　甲状旁腺功能亢进

甲状旁腺功能亢进多见于20～50岁，女性多于男性。甲状旁腺功能亢进可分为原发性和继发性两种，原发性是由于甲状旁腺腺瘤、增生肥大或腺癌引起甲状旁腺素分泌过多所致；继发性是由于体内血钙过低或血磷过高，刺激甲状旁腺使之分泌过多而引起。多见于严重肾病、骨软化症、溶骨病、妊娠或哺乳妇女。亦见于甲状腺功能亢进或甲状腺癌的病人。

甲状旁腺功能亢进80%～90%为原发性。起病缓慢，症状复杂，有的表现为骨痛或多发性骨折；有的因肾绞痛或尿路结石而被发现。

【发病机理】

（一）病因

1. 原发性甲状旁腺功能亢进：多由多发腺瘤引起，也可由腺体增生、癌肿或由于一种能分泌甲状旁腺素的非甲状旁腺恶性肿瘤引起。

2. 继发性甲状旁腺功能亢进：多见于下列原因所致的低血钙：

（1）肾功能不全（慢性肾炎）使血磷潴留，血钙相应地降低。

（2）维生素 D 缺乏（佝偻病、骨软化症等）使钙在肠道内吸收不良。

（3）在妊娠或哺乳期母体失钙过多。

（二）病理生理

原发性甲状旁腺功能亢进可分为三型

1. 肾型：约 70%，主要表现为尿路结石，较少为肾实质的钙盐沉积。

2. 肾骨型：约 20%，表现为尿路结石和骨骼的脱钙病变。

3. 骨型：约 10%，主要表现为骨骼的脱钙病变：骨质疏软，骨外层和骨小梁萎缩、变薄，骨组织多为纤维组织所替代，并形成多个囊肿和巨细胞瘤样病变。

【辅助检查】

1. 血钙过高，超过 3.0mmol / L，血磷降至 0.65～0.97mmol / L。血中碱性磷酸酶增高。

2. 尿钙增多，每 24 小时可超过 5mmol。

3. X 线片显示尿路结石或骨质吸收、脱钙，尤以指骨、锁骨远端、颅骨和齿槽骨板较明显。

4. 甲状旁腺素放射免疫测定。

5. 同位素扫描或颈部选择性动脉造影，有助于甲状旁腺腺瘤的定位。

【治疗】

1. 手术治疗

手术是治疗甲状旁腺功能亢进的有效措施。

（1）手术的指征：有症状或有并发症的原发性甲旁亢者均需手术治疗。无症状仅有轻度高血钙者应严密随访。出现下列情况应考虑手术疗法：①血清钙>2.75mmol/L(11mg/dl)；②X 线检查有代谢性骨病；③有代谢活跃的肾结石者；④肾功能减退；⑤有一种或多种并发症：严重精神病，难治性消化性溃疡，胰腺炎及严重高血压。

（2）术前准备：对已确诊者，可按一般术前处理。血钙明显升高者，应将血钙降至正常范围内，因高血钙症易导致严重的心律失常。

（3）术前定位：采用 B 超及核素扫描相结合的方法，术前可以确定甲状旁腺腺瘤的位置。必要时，可以行有创性的定位检查如动脉造影、颈静脉插管分段取样检测 iPTH 浓度，主要用于初次探查因肿瘤异位等特殊困难而失败的再次探查术。

（4）手术方法：术前明确定位的腺瘤可直接切除，但应行术中冰冻切片予以证实。若无明确定位者探查时，必须详细寻找四枚腺体，以免手术失败。如属腺瘤，应予以切除，但需保留一枚正常腺体。如属增生，则应切除三枚，第四枚腺体切除 50%左右。也可将全部增生的甲状旁腺切下，将其中一个作小薄片行自体移植。

①甲状旁腺微创手术：微创性甲状旁腺切除术（minimally invasive radioguided parathyroidectomy，MIRP），可在局麻下进行。其优点是切口小、手术时间短、治愈率高、甲旁减的机会低。但适应证只是扫描证实为单个腺瘤的原发性甲状旁腺功能亢进患者。

A. 内镜下甲状旁腺切除术：这种手术方式最受关注的问题是二氧化碳（CO2）注入导致的手术部位气肿和纵隔气肿。手术采用 5mm 30° 内镜，通过中央套管置入，整个手术过程均在持续稳定的气流（一般压力不超过 8mmHg）下进行。通过内镜分离颈阔肌下层并再插入 2～3 个套管以置入分离切除器械。2～3mm 的针状内镜器械也可采用。不管是打开中线牵开舌骨下肌暴露甲状腺叶还是分离舌骨下肌与胸锁乳突肌间平面均可达到侧面暴露甲状旁腺的目的。通过这种侧面入路也可以同时暴露双侧甲状旁腺。

B. 微创电视辅助甲状旁腺切除术：Miccoli 等首先描述了这种手术方法。本法最初采用中间入路，但 Henry 等将之修改为侧面入路。手术时，在胸骨切迹水平作一 15mm 长的切口。从中线打开舌骨下肌，采用 5mm 的 30° 内镜在内镜视野下用小手术器械钝性完全分离甲状腺叶。应用传统的小手术器械维持术野。侧面入路的特点是在局部腺瘤侧的胸锁乳突肌中分边沿作 12mm 长皮肤切口。通过 10mm 套管置入一个 10mm 的 30° 内镜，以 8mmHg 的压力充入 CO_2。沿胸锁乳突肌边沿再插入两个 3mm 套管以便置入分离器械。

C. 放射线引导甲状旁腺切除术：甲氧基乙丁基异腈锝（^{99m}Tc sestamibi）闪烁扫描法是新近采用的具有高度敏感性和特异性的甲状旁腺腺瘤术前显像方法。这种术前定位方法经过改进被应用于术中成瘤腺体的定位，以利于应用 MIP。即将开始手术时静脉内注射放射性核素，术中利用一个 γ 射线探测器定位病变腺体。在这种术中同位素定位的帮助下，直接在病变腺体所在的部位做一小切口，就可达到摘除腺瘤的目的。射线探测器可通过检测到增高的放射线强度来辨别出异常腺体的所在位置。本术式可于局麻下在门诊部进行。有报道平均手术时间为 25 分，98%的患者可在 2.5h 内回家。

②甲状旁腺移植手术：

A.新鲜 PTG 薄片移植法：由 Wells 于 1975 年设计，切除 4 个（或更多）PTG 并清除脂肪及纤维组织后，立即放入消毒、冰冻、不含牛胎血清的等渗组织培养液（Waymonth、Eark 或 Eagle），冷冻 20～30min，使 PTG 变硬，经病理切片证实后，切成 1mm×2mm 薄片，将 20 片植于前臂掌侧的肌肉内，每薄片要分隔开，用不吸收缝线缝合埋藏，肌肉彻底止血，否则发生血肿可使薄片坏死。

B.经冷冻保存后的 PTG 薄片移植法：亦为 Wells 提出，并经 Brennan，Saxe 及钱允庆证实。Brennan 报告的 6 例中，有 1 例冷冻保存 18 个月的 PTG 薄片移植后仍有功能。钱允庆冷藏保存 PTG 薄片用于同种移植，83 天时光镜及电镜检查 PTG 细胞，形态与超微结构无异常。

a.Wells 法：将每 10 片 PTG 薄片（1mm×2mm）放入含培养液（DMSO 10%，人血清 10%，组织培养基 80%）的玻璃瓶中，玻璃瓶放入冷藏室，降温 1℃/min，直至-200℃，然后置入液（-190℃）。移植时取出，放入生理盐水（37℃）中振荡至冰晶溶解，再用培养液洗去 DMSO 后移植。

b.Saxe 法：将 PTG 切成 1mm×1mm×1mm 小片，置入含 1.5ml 培养液（80%RPMI 1640，10%DMSO 和 10%自体血清）的冷冻保存管，置管于乙醇（-600℃）中过夜，然后移入液氮（-190℃）中长期保存；或者将保存管置入冷藏室降温 1℃/min，直至-80℃，再放入液氮中保存。在移植前 2h，将保存管置于 42℃温水中，溶解管内冰晶，取出 PTG 薄片，用 RPMI 1640 洗去附着于 PTG 的 DMSO，因为 DMSO 在室温中是有毒的。

c.钱允庆法：较为简单，将 PTG 置于密封的培养液中，立即冷藏在低温冰箱（-273℃）内，待移植时复温至 37℃。

经冷冻保存的薄片移植于肌肉内的方法与新鲜薄片移植方法相同。

自体 PTG 薄片移植是肯定有效的，且术后不需用免疫抑制剂。术后可通过测定移植肢体术前后的 PTH 浓度而知移植 PTG 的功能。若术前后 PTH 浓度之比大于 2:1，说明移植物存活。亦可测定血清钙的浓度来决定有无高血钙症，若血钙浓度>2.75mmol/L，而尿钙>250mg/d时，应切除部分移植片，防止高血钙症。

手术成功时，血清iPTH常迅速恢复正常，血钙和血磷多在术后1周内降至正常。伴有明显骨病者，由于术后钙、磷大量沉积于脱钙的骨组织，故术后数日内可发生手足抽搐症。有时血钙迅速下降，可造成意外，必须定期检查血生化指标，并适当静脉补充钙剂。

（5）手术失败原因：术后症状无缓解，血钙于1周后仍未能纠正，提示手术失败。常见原因有：①腺瘤为多发性，探查中遗漏了能自主分泌PTH的腺瘤，被遗漏的腺瘤可能在甲状腺、食管旁、颈动脉附近甚至纵隔；②甲状旁腺有5枚以上，腺体切除相对不足；③甲状旁腺腺癌复发或已有远处转移；④非甲状旁腺来源的异位PTH综合征。

2.内科治疗

对PHPT迄今尚无满意的内科治疗方法；内科保守治疗仅适用于暂不宜手术、拒绝手术及术后血钙依然增高者。下述药物可能有助于降低血钙和（或）血中PTH的水平。

（1）磷酸盐：口服磷酸盐可提高血磷的水平，有助于骨矿盐的沉积，降低血钙，减少尿钙排泄，阻抑肾结石的发展，降低1，25-(OH)2D3的浓度。最初2～3天宜给相当于2g元素磷的磷酸盐，分次口服，继后减至1.0～1.5g/d疗程1年以上。常用Na2HPO4/NaH2PO4（3.66∶1）的溶液口服，10ml，3次/d。近年来，有不少二磷酸盐的新制剂应市，可能疗效更好。用药期间要经常监测血钙及血磷；磷酸盐过量，血钙低于正常，可刺激PTH分泌，增加尿中的cAMP排泄，并引起骨脱钙及并发转移性钙化，有肾功能损害者尤需防范，必要时可暂时加用阻抑骨吸收的普卡霉素25～50μg/kg，静脉注射；不宜重复或多次使用，以防对骨髓的毒副反应。

（2）西咪替丁：可能有阻抑PTH合成和（或）分泌的作用，但停药后可反跳，用量为0.6～0.8g/d，分次口服。

（3）普萘洛尔：可能有抑制PTH分泌的作用，但甲状旁腺细胞肾上腺素能β受体对它的反应不一，故疗效并不确切。

（4）雌激素：用于绝经期后女性的轻症甲旁亢，可使血钙降低，但对PTH分泌无作用，长期服用的疗效尚无定论。

（5）其他治疗：降钙素对PHPT引起的高血钙并无作用，糖皮质激素对之也无效，且可增加术前、术中及术后的并发症。

第七节 急性乳腺炎

急性乳腺炎是乳腺的化脓性感染，多发生于产后哺乳期，初产妇多见。发病多在产后3周～4周。

【发病机理】

（一）病因

产妇因乳头发育不良，影响对婴儿的哺乳；由于乳汁过多，婴儿吸乳少，影响乳汁排空；乳管不通，影响排乳。由于以上原因，导致乳汁淤积，一旦细菌侵入极易繁殖。同时产妇乳头有破溃或婴儿有口腔炎，吸奶时细菌可直接经乳头进入乳腺管而致感染。其致病菌主要是金黄色葡萄球菌。

（二）病理生理

当细菌从产妇乳头侵入后，沿淋巴管蔓延到乳腺组织及其间的结缔组织等，因而引起急性化脓性感染。

【临床表现】

患者自觉乳房胀痛，乳房的局部可有红、热、肿胀的肿块，压痛明显。炎症继续发展，局部脓肿形成可有波动感。深部感染形成的脓肿波动感不明显，但乳房明显肿胀，皮肤淋巴水肿呈“桔皮样”。腋下淋巴结肿大，并有压痛。感染严重者，可并发败血症。严重者可有寒战、高热、脉搏加快、食欲不振。

【辅助检查】

血常规检查，白细胞计数及中性粒细胞增高。深部脓肿可经B超定位或用粗针头穿刺，抽出脓液可明确诊断。

【治疗】

1.未形成脓肿期的治疗

（1）停止哺乳：患侧乳房暂停哺乳，以免影响婴儿健康；同时采取措施促使乳汁通畅排出（如用吸乳器吸出乳汁等），去除乳汁淤积因素。

（2）局部理疗、热敷：有利于炎症早期消散，水肿明显者可用25%的硫酸镁湿敷。

（3）局部封闭：可采用含有100万U青霉素的生理盐水20ml在炎性肿块周围封闭，

必要时可每 4～6h 重复注射 1 次，亦可采用 0.5 %的普鲁卡因溶液 60～80ml 在乳房周围和乳房后进行封闭；可促使早期炎症消散。

（4）全身抗感染：应用磺胺类药物或广谱抗生素。

（5）中医药治疗：以疏肝清热、化滞通乳为主。可用蒲公英、野菊花等清热解毒类药物。

2.脓肿形成期　治疗要则是及时切开引流，排出积脓。切开引流应注意如下要点：①为避免手术损伤乳管而形成乳瘘，切口应按轮廓方向做放射状切开，至乳晕处为止；深部脓肿或乳房后脓肿，可沿乳房下缘做弧形切口，经乳房后间隙引流之；既可避免乳管损伤，亦有利于引流排脓。乳晕下脓肿，应做沿乳晕边缘的弧形切口。②若炎症明显而未见波动，不应消极等待，应在压痛最明显处进行穿刺，及早发现深部脓肿。③脓肿切开后，应以手指伸入脓腔，轻轻分离其间的纤维间隔以利引流彻底。④为使引流通畅，可在探查脓腔时，找到脓腔的最低部位，另加切口作对口引流。

由于乳汁是细菌的良好培养基，有人主张，急性乳房炎妇女，若情况允许，应停止哺乳，以免感染扩散。但这样可能会导致乳汁淤积并影响婴儿正常营养，故不宜作为常规治疗措施；只是在感染严重或脓肿引流后并发乳瘘时才予考虑。用于终止乳汁分泌的方法有：①炒麦芽，60g，水煎后分 2 次服，每日 1 剂，连服 2～3d；②口服己烯雌酚，1～2mg，每日 3 次，共 2～3d；③肌内注射苯甲酸雌二醇，每次 2mg，每日 1 次，至收乳时止。

第八节　腹外疝

腹腔脏器或组织通过人体腹部的薄弱点或缺损，进入另一部位向体表突出而形成的肿块称为腹外疝。腹外疝包括：腹股沟疝（腹股沟斜疝、腹股沟直疝）、股疝、脐疝、白线疝。

腹股沟斜疝

腹股沟斜疝指疝的内容物由腹壁下动脉外侧的腹股沟管内环突出，经过腹股沟管穿出外环，进入阴囊。

【发病机理】

（一）病因

1. 腹壁薄弱：胚胎发育过程中，某些组织穿过腹壁造成的缺损，如精索或子宫韧带通过的腹股沟管遗留的薄弱点或缺损，可导致腹股沟斜疝。

2. 腹内压力增高：如呼吸系统疾病，长期咳嗽，便秘时用力排便及重体力劳动等，在腹壁及腹股沟管有先天性发育不全的基础上，导致腹股沟斜疝。

（二）病理生理

腹股沟斜疝由疝环（疝门）、疝囊、疝内容物和疝外被盖等组成。疝门即腹壁薄弱点、缺损处；疝囊是壁腹膜经疝门向外突出的囊袋；疝颈是疝囊与腹壁之间通道，比较狭窄；疝内容物是进入疝囊的腹内脏器及组织，以小肠最多见，其次为大网膜。

【临床表现】

（1）腹股沟斜疝

①可复性疝：有腹股沟区可复性肿块，早期主要表现为局部坠胀不适；站立、行走、咳嗽、劳动时肿块出现；斜疝为梨形，可降至阴囊。

检查方法：病人平卧，还纳肿块，以手指伸入腹股沟管浅环，可感浅环扩大，按住深环（内环）（斜疝）肿块不复出现。

疝内容：如果为肠管，回纳时有咕噜声；大网膜坚韧，回纳缓慢。

②难复性疝：疝块不能完全还纳；有“消化不良”、便秘症状；滑动疝多见于右侧；手术时应注意避免损伤肠管。

③嵌顿疝：多为斜疝；腹压骤增是主要诱因；临床表现多为疝块突然增大，疼痛，不可还纳，肿块紧张变硬，明显触痛；如果肠管嵌顿表现为急性肠梗阻；大网嵌顿表现为痛性肿块；Richter 疝容易被忽略。

④绞窄疝：临床症状往往较重，若伴有肠襻坏死、穿孔，疼痛可有所缓解；绞窄疝局部红、肿、触痛，同时伴有发热、脓毒症等全身症状。

（2）腹股沟直疝：主要为腹股沟区可复性肿块。位于耻骨结节外上方，呈半球形，多无疼痛及其他不适。站立时，疝块即刻出现；平卧时消失。肿块不进入阴囊，由于直疝颈部宽大，极少嵌顿。还纳后可在腹股沟三角区直接扪及腹壁缺损，咳嗽时指尖有膨胀性冲击感。用手指在腹壁外紧压疝环，让病人起立咳嗽，仍有疝块出现，可与斜疝鉴别

【治疗】

1. 非手术治疗

（1）婴儿在长大过程中，腹肌逐渐强壮，部分有自愈可能，一般主张1周岁内的婴儿可暂不手术，先用棉束带或绷带压迫腹股沟管深环，以防疝的突出。

（2）对于年老体弱或伴其他严重疾病不宜手术者，可配用疝带。方法是回纳疝内容物后，将疝带一端的软压垫对着疝环顶住，可阻止疝块突出。疝带可以白天佩戴，晚间除去。长期使用疝带可使疝囊颈经常受到摩擦变得肥厚坚韧而增高嵌顿的发生率，并有促使疝囊与疝内容物粘连的可能。这是使用疝带的缺点。

2.手术治疗　术前如有慢性咳嗽、排尿困难、便秘、腹水、妊娠等腹内压增高的情况，应先予处理，否则手术后易复发。手术方法分为传统的疝修补术、无张力疝修补术和经腹腔镜疝修补术。

（1）传统的疝修补术：手术的基本的原则是疝囊高位结扎，加强或修补腹股沟管管壁。

①疝囊高位结扎：手术在深环处显露斜疝囊颈，在囊颈根部以粗丝线作高位结扎或贯穿缝合，随即切去疝囊。此手术没有修补腹股沟区的薄弱区，因此仅适用于婴幼儿，因其在发育中腹肌逐渐强壮可使腹壁加强；但对成年人不能有效预防复发。疝囊切除高位结扎术也适用于斜疝绞窄发生肠坏死局部有严重感染的病例。

②加强或修补腹股沟管管壁：成年腹股沟疝都存在程度不同的腹股沟管前壁或后壁薄弱或缺损，单纯疝囊高位结扎不足以预防腹股沟疝的复发，只有在薄弱或缺损的腹股沟管前壁或后壁得到加强或修补之过后才有可能得到彻底的治疗。

加强腹股沟前壁的方法有Ferguson法。将腹内斜肌下缘和腹横腱膜弓（或联合肌腱）在腱索前面缝至腹股沟韧带上，目的是消灭上述两者间的空隙薄弱区。此法适用于腹横腱膜弓无明显缺损，腹股沟管后壁尚健全的儿童和年轻人的小型斜疝。

加强腹股沟后壁的方法有四种：A.Bassini法。将精索游离提起，在精索后面将腹内斜肌下缘和腹横筋膜弓（或联合肌腱）缝至腹股沟韧带上，适用于成人腹股沟斜疝，腹壁一般性薄弱者。B.Halsted法。将精索位于皮下，在其深面先与腹内斜肌、腹横腱膜弓（或联合肌腱）及腹股沟韧带的对合缝合，再做腹外斜肌腱膜缝合。此法也适用于腹壁肌肉重度薄弱的斜疝，但由于精索移位较高，可能影响其发育，不适用于儿童与年轻患者，只适于老年人大斜疝。C.Mc Vay法。是将腹内斜肌下缘、腹横腱膜弓（或联合肌腱）缝于耻骨梳韧带上，此式适用于腹壁肌肉重度薄弱的成人大疝、老年人和复发性斜疝。D.Shouldice

法：上述三种修补术有一共同缺点，即将不同结构的解剖层次，强行缝合到一起，引起较大的张力，也不利于愈合。研究认为所有成年腹股沟疝病人都存在不同程度的腹横筋膜薄弱或缺损，而 Shouldice 法就是把疝修补手术的重点放在腹横筋膜这一层次上。将腹横筋膜自耻骨结节向上切开，直至内环，然后将切开的两叶予以重新缝合，先将外下叶缝于内上叶的深面，再将内上叶的外缘缝于髂耻束上，以再造合适的内环，发挥其括约肌作用。然后按 Bassini 法将腹内斜肌下缘和联合腱缝于腹股沟韧带深面。

（2）无张力疝修补术：传统的疝修补术存在缝合张力大、术后手术部位有牵扯感、疼痛和修补的组织愈合差等缺点。现代疝手术强调在无张力的情况下进行缝合修补。常用的修补材料是合成纤维网。

（3）经腹腔镜疝修补术：方法有四种：①经腹膜（transabodomingal preperitoneal approach TAPA)；②完全经腹膜外法（totally extraperitoneal approachTEA)；③经腹腔法（intrapreperitoneal onlay mesh technique IPOM)；④单纯疝环修补法。

3. 嵌顿性和绞窄性疝的处理原则　嵌顿性疝在下列情况下可先试行手法复位。①嵌顿时间较短（3～5h 内），局部压痛不明显，没有腹部压痛和腹膜刺激征状，估计尚未形成绞窄。尤其是小儿，因其疝环周围组织富于弹性，可以试行复位；②病史长的巨大疝，估计腹壁缺损较大，而疝环松弛者。复位方法：注射哌替啶（杜冷丁）以镇静、止痛、松弛腹肌，让病人取头低脚高位，操作者用手托起阴囊，将突出的疝块向外上方的腹股沟管作均匀缓慢、挤压式还纳，左手还可轻轻按摩疝环处以协助回纳。手法复位切忌粗暴，以免挤破肠管。回纳后，应严密观察 24h，注意有无腹痛、腹肌紧张以及大便带血，也须注意肠梗阻现象是否得到解除。手法复位成功，也仅是一种姑息性临时措施，须严格控制应用，成功后建议病人尽早进行手术治疗，以防复发。

除上述情况外，嵌顿性疝原则上应紧急手术，以防止疝内容物坏死并解除伴发的肠梗阻，绞窄性疝的内容物已坏死者更应手术。术前应做好必要的准备，如有脱水和电解质紊乱，应迅速补液或输血。这些准备工作极为重要，可直接影响手术效果。手术的主要关键在于正确判断疝内容物的生命力，然后根据病情确定处理方法。判断嵌顿肠管的生命力应先扩张或切开疝环，在解除疝环压迫前提下，根据肠管的色泽、弹性、蠕动能力以及相应肠系膜内是否有动脉搏动等情况加以判定。凡肠管呈紫黑色，失去光泽和弹性，刺激后无蠕动和相应肠系膜内无动脉搏动者，即属已经坏死。如判定肠管尚未坏死，则可将其送回腹腔，按一般易复性疝处理。但如嵌顿的肠襻较多，应特别警惕逆行性嵌顿的可能。所以，不仅要检查疝囊内肠襻的生命力，还应检查位于腹腔内的中间肠襻是否坏死。

如果检查后认为肠襻生命力可疑，可在其系膜根部注射 0.25%普鲁卡因 60～80ml，再用温等渗盐水纱布覆盖该段肠管，或将该段肠管暂时送回腹腔，10～20min 后，再行观察。如果肠壁转为红色，肠蠕动和肠系膜内动脉搏动恢复，则证明肠管尚具有生命力，可回纳入腹腔。如肠管确已坏死，或经上述处理后病理改变未见好转，或一时不能肯定肠管是否已失去生命力时，则应在病人全身情况允许的前提下，切除该段肠管并进行一期吻合。病人情况不允许肠段切除吻合时，可将坏死或生命力可疑的肠管外置于腹外，并在其近侧段切一小口，插入一肛管，以期解除梗阻；7～14d 后，全身情况好转，再施行肠切除吻合术。切勿把生命力可疑的肠管送回腹腔，以图侥幸。

少数嵌顿性或绞窄性疝，可于麻醉后自行回纳腹内，以致在术中切开疝囊时无肠襻可见。遇此情况，必须仔细探查肠管，以免遗漏坏死肠襻于腹腔内。必要时另作腹部切口探查。

凡施行肠切除吻合术的病人，因手术区污染，在高位结扎疝囊后，一般不宜做疝修补术，以免因感染而致修补失败。

绞窄的内容物如系大网膜，可予切除。

第九节　急性腹膜炎

急性腹膜炎按病因分为继发性腹膜炎和原发性腹膜炎。

【发病机理】

（一）病因

1. 继发性腹膜炎：由于腹腔内炎症、脏器损伤、穿孔、破裂或手术污染所致，且多来自消化道，如急性阑尾炎穿孔和胃十二指肠溃疡穿孔，胃肠内容物流入腹腔引起细菌性感染，从而导致腹膜炎。

2. 原发性腹膜炎：腹腔内无原发病灶，病原菌经血液播散而导致的腹膜炎。多见于机体抵抗力低下的儿童，当上呼吸道感染时，病原菌经血运达腹腔，引起腹膜炎。

【病理生理】

腹膜受到化学物质和细菌刺激后，引起充血、水肿，渗出大量浆液性液。渗液中有大量中性粒细胞，加上坏死组织、细菌和凝固的纤维蛋白，渗出液变为浑浊而成脓液。腹膜炎形成后，如患者抵抗力强，致病菌毒力弱，则病变组织与大网膜和邻近肠管粘连，使病变局限成为局限性腹膜炎，以后渗出液被吸收，炎症消散而痊愈。如局限的感染仍较严重，渗出液不能完全吸收，可形成局限性脓肿。患者如病变严重或治疗不当，感染迅速扩散和加重，腹膜严重充血、水肿，渗出大量液体，可引起脱水和电解质紊乱，加上发热、呕吐、肠道内大量积液，使血容量明显减少；同时腹膜吸收大量毒素，从而导致严重休克，并产生麻痹性肠梗阻。麻痹的肠管高度膨胀，迫使膈肌上升，影响心、肺功能，从而加重休克，可导致死亡。

继发性腹膜炎的治疗原则是：积极消除原发病，彻底清除腹腔内的脓液和渗出液，促使渗出液尽快吸收、局限，或通过引流而消失。急性腹膜炎的治疗可分为非手术治疗和手术治疗两种。根据不同的病因、病变阶段和病人体质，采取不同的治疗措施。

【临床表现】

（1）腹痛：疼痛程度随炎症的轻重有所不同。患者一般表现为持续性剧烈腹痛，因深呼吸、咳嗽、翻身时加重，故不愿变动体位。在原发病灶处疼痛最显著。

（2）恶心、呕吐：开始因腹膜受到刺激，有反射性的恶心、呕吐（吐出物为胃内容物），以后因麻痹性肠梗阻，其吐出物为粪样物。

（3）发热：一般患者伴有发热，突然发生的腹膜炎，开始体温可正常，以后逐渐升高。

（4）感染中毒：腹膜炎进入严重阶段时，常有高热、大汗、口干、脉速、呼吸浅快、神志恍惚等全身中毒表现。后期则出现血压下降、脉搏细速、呼吸浅快、皮肤湿冷，重度缺水、代谢性酸中毒及休克症状。

（5）腹胀：肠麻痹患者有明显的腹胀。

【辅助检查】

血、尿、粪常规，监测白细胞、血红蛋白、血球压积；测血清和尿淀粉酶；腹部X线检查；做诊断性腹腔穿刺抽液，观察所得液体的颜色、混浊度、气味，做涂片显微镜检查和淀粉酶的测定，并做细菌培养。

【治疗】

1. 非手术治疗　应在严密观察和做好手术准备的前提下进行。

（1）适应证：①急性腹膜炎的初期尚未遍及全腹，或因机体抗病力强，炎症已有局限化的趋势，临床症状和体征已有好转，可暂时采用非手术治疗。②病因不明，病情较轻者，若全身情况较好，腹腔积液不多，腹胀不明显，可进行短期的非手术治疗（一般4～6h），观察其症状、体征、化验，以及特殊检查结果，然后根据检查结果和病情的发展决定是否手术。③盆腔器官感染引起腹膜炎；一般对抗生素有效，但在非手术治疗的同时，应积极治疗其原发病灶。④伴有严重心肺等脏器疾患而禁忌手术者，可采用非手术治疗。

（2）治疗方法

①体位：对于无休克的病人，一般取半卧位，以促使腹腔内的渗出液积聚于盆腔，因为盆腔脓肿中毒症状较轻，也利于病变的局限和引流处理。休克病人应取平卧位或将头和躯干，及下肢各抬高20°。

②禁食和胃肠减压：胃肠道穿孔病人必须绝对禁食，其他病因引起的腹膜炎已经出现肠麻痹者，也应禁食，以免加重肠内积液积气，使腹胀加重。留置胃管，持续胃肠减压，抽出胃内容物和气体，减少其通过破口漏入腹腔，减轻胃肠道膨胀，改善胃肠壁血运。肠蠕动恢复正常后，拔去胃管，开始进食。

③静脉输入晶、胶体液，纠正水、电解质紊乱：禁食，胃肠减压以及腹腔大量的渗出液，使体内液体丢失，造成体内电解质失衡。因此，应根据病人的液体出入量计算其应补充的液体总量，通过输液纠正水、电解质和酸碱失调。病情严重者应多输血浆、白蛋白或全血，以补充因腹腔内大量渗出而丢失的蛋白，防止发生低蛋白血症和贫血，同时要加强监护，包括血压、脉率、心电图、血气、中心静脉压、尿比重和酸碱度、血细胞比容、电解质定量、肾功能等，以便及时调整输液的成分和速度，增加必要的辅助药物。对于症状较轻者，可输给葡萄糖液或平衡盐溶液。对于休克者，在大量输入晶体、胶体溶液的同时，也可给一定量的激素治疗。在基本扩容后，可根据脉搏、血压和中心静脉压等使用血管活性药，其中以多巴胺较为安全有效。

④补充热量和营养：急性腹膜炎要消耗大量的热量，其代谢率为正常人的140%，每日需要的热量达12 550～16 740kJ。若热量补充不足，机体内大量蛋白质将被消耗，使病人的抗病能力和身体恢复能力明显下降。目前除输葡萄糖液供给部分热量，还应输复方氨基酸、脂肪乳等营养支持液。长期不能进食的病人应考虑肠外营养治疗。

⑤应用抗生素：继发性腹膜炎多数病情危重，而且多为大肠杆菌、粪链球菌和厌氧菌所致的混合感染，早期即应使用抗生素。应按致病菌的种类来选用抗生素。在无细菌培养报告时，选择广谱抗生素，第三代头孢菌素可杀死大肠杆菌，且无耐药性。之后再根据细菌培养和药敏结果选用合理的抗生素。氨基糖苷类药物因有肾毒性，且在腹腔感染环境中效果不大，已较少应用。

⑥镇痛：对于诊断已经明确，治疗方法已经决定的病人，可适当使用哌替啶（哌替啶）或吗啡来制止剧痛。但如果诊断尚未确定，需要密切观察时，不宜用止痛药以免掩盖病情，造成严重后果。

2.手术治疗　是继发性腹膜炎的主要治疗方法。

（1）手术适应证：①经非手术治疗 6～8h（一般不超过 12h），腹膜炎症状与体征不缓解或反而加重者；②弥漫性腹膜炎较重而无局限趋势者；③腹腔内原发病灶严重者，如腹内脏器损伤破裂、穿孔、绞窄性肠梗阻、炎症引起肠坏死、肠穿孔、胆囊坏疽穿孔、胃肠吻合术后吻合口瘘所致的腹膜炎；④病人一般情况差，腹腔内大量积液，出现严重的肠麻痹和中毒症状，尤其是休克者；⑤原发病必须手术解决者，如阑尾炎穿孔、胃十二指肠穿孔等。

（2）治疗方法：病人多采用全麻或硬膜外麻醉。

①处理原发病灶：手术治疗的主要目的是消除引起腹膜炎的病因。原则上手术切口应该根据原发病变所在的部位而定，愈靠近病灶的部位愈好。以直切口为宜，便于切口的上下延长和改变手术方式，如曾做过腹部手术，可经原切口或在其附近做切口。开腹探查要小心肠管，动作轻柔细致，避免因操作不当使感染扩散。原发病灶的处理要依情况而定：胃十二指肠溃疡若穿孔时间短，处在化脓性腹膜炎阶段（12h 以内），空腹情况下穿孔，腹腔感染较轻，可行胃大部切除术；若病情严重，腹腔严重感染，处于化脓性腹膜炎阶段，病人呈中毒性休克状态，则行胃穿孔修补术。坏疽性阑尾炎和胆囊炎应做阑尾或胆囊切除术，如果局部炎症严重，解剖层次不清或不能耐受较大手术，可只做病灶周围引流术或造口术。待全身情况好转、炎症愈合后 3～6 个月再做择期胆囊切除或阑尾切除术。坏死的肠段必须尽快切除后吻合，条件不允许时可做坏死肠段外置术。

②彻底清理腹腔：开腹后立即用负压吸引器吸尽腹腔的渗出液，清除腹腔内的食物残渣、粪便、异物等，必要时辅以湿纱布揩拭，但应避免动作粗糙而伤及浆膜表面。腹腔污

染严重时，用大量生理盐水进行腹腔冲洗，尤其是原发病灶周围的冲洗，冲洗至水清亮为止。若病人有发热，可用4～10℃的生理盐水冲洗腹腔，具有降温作用。当腹腔内大量脓液已被形成的假膜和纤维蛋白分隔时，必须将其去除，使引流通畅。

③充分引流：引流的目的是把腹腔内的残留和继续产生的渗出液通过引流物引出体外，使炎症得到控制，防止发生腹腔脓肿。引流物有橡皮管、双套管、橡胶片等，引流物一般放置在病灶附近和盆腔底部。引流管放入腹腔内的一端要剪几个侧孔，以利于引流。严重感染时，要放两个以上的引流条。必须放置腹腔引流的情况包括：①未能将坏死的病灶切除，或有大量坏死组织未能清除者；②坏疽病灶虽已切除，但缝合处组织水肿，影响愈合，预防漏的发生；③术后腹腔内继续有较多渗出液或渗血；④局限性脓肿形成。

术后处理同非手术疗法，注意保证引流管通畅，根据药敏结果选用有效的抗生素，密切观察病情变化，早期发现肝、肾衰竭或呼吸衰竭等并发症，并进行相应处理。

第十节　胃十二指肠溃疡

胃十二指肠溃疡是临床上常见病，其溃疡是因胃酸过多激活胃蛋白酶，使胃十二指肠黏膜发生自身消化形成的溃疡。

【发病机理】

（一）病因

胃十二指肠溃疡病的病因尚不完全清楚，但目前认为有以下三种：

1. 胃酸分泌过多：胃体腺分泌过多胃酸，但胃底腺及幽门腺分泌的黏液蛋白少，故缺乏保护胃黏膜的作用，使胃十二指肠黏膜长期受胃酸的侵蚀而造成溃疡。

2. 胃黏膜屏障被破坏：胃黏膜屏障是由黏液和胃黏膜柱状上皮组成，它们是保护胃黏膜避免被胃酸激活了的胃蛋白酶破坏的主要因素。但许多药物可致胃黏膜屏障的破坏，如水杨酸类、皮质类固醇、胆盐、酒精等破坏了胃黏膜屏障导致胃十二指肠溃疡。

3. 精神神经因素：持续强烈的精神紧张、忧虑、过度脑力劳动，都能兴奋迷走神经使胃酸分泌增多，从而对胃十二指肠黏膜的侵蚀更剧烈，导致溃疡。

（二）病理生理

1. 急性溃疡：胃十二指肠黏膜糜烂，呈浅表性溃疡，如及时治疗，容易愈合。若溃疡面向深层侵蚀，可引起出血或穿孔。

2.慢性溃疡：溃疡较难愈合，面积大的溃疡愈合后会出现疤痕，位于幽门附近的疤痕收缩可引起幽门狭窄。

【临床表现】

（1）节律性疼痛：

①胃溃疡疼痛的规律是进食一舒适一疼痛一缓解，即进食后有短时间的舒适，餐后1／2～1小时因胃内食物刺激使胃酸增加开始疼痛，持续1～2小时，胃排空后胃酸分泌减少疼痛缓解，压痛点位于剑突与脐间的正中线或偏左。

②十二指肠溃疡疼痛是进食一舒适一疼痛。因进食后胃酸被中和，疼痛即缓解，餐后3～4小时胃内酸度再度增加又可出现疼痛，有明显的餐后延迟痛、饥饿痛和夜间痛，服抗酸药物能止痛，压痛点位于脐部偏右上方。

（2）呕吐：常有反酸、嗳气、呕吐。溃疡病急性发作时，幽门痉挛而致呕吐。如为持续性呕吐，呕吐物为隔夜食物，是溃疡病并发幽门梗阻的特点。

（3）出血：当溃疡面侵犯血管时会有出血现象。少量出血表现为柏油样黑便，较大血管糜烂、溃破，大量出血时发生呕血。

（二）护理体检

1.一般检查：注意病人全身状态，面色、营养、体力等。

2.腹部检查：一般无明显体征或有心窝、上腹正中偏右（十二指肠溃疡）局限性疼痛。后壁穿透性溃疡可反射至背部；前壁溃疡可反射至同侧胸骨旁。伴有幽门梗阻者，常有胃蠕动波、震水音；伴急性穿孔者，表现为弥漫性腹膜炎体征。

【辅助检查】

血、尿常规，粪便隐血，肝、肾功能，血电解质，CO_2结合力；胸部透视；钡餐透视，胃镜检查；必要时做活体组织检查。

【治疗】

胃十二指肠溃疡以内科治疗为主，发生如下并发症时，可考虑外科手术治疗。外科治疗溃疡病的手术方法有：

1.胃空肠吻合术

2.胃大部切除术　胃大部切除的手术方式很多，但基本可分为两大类。①毕罗

（Billroth）Ⅰ式，是在胃大部切除后将胃的剩余部分与十二指肠切端吻合；②毕罗（Billroth）Ⅱ式，是在胃大部切除后，将十二指残端闭合，而将胃的剩余部分与空肠上段吻合。

3. 胃迷走神经切断术　胃迷走神经切断术有三种类型：①迷走神经干切断术；②选择性迷走神经切断术；③高选择性胃迷走神经切断术。

4. 快速处理有并发症的溃疡病多需要快速处理

第十一节　胃癌

胃癌是发生在胃的癌肿。胃癌占胃恶性肿瘤的95%，发病年龄以40岁～60岁多见，男女之比为2：1。

【发病机理】

（一）病因

胃癌的病因至今尚未完全明确，一般认为可能与下列因素有关：

1. 遗传因素：据报道胃癌患者的家属中胃癌的发病率要比对照组高4倍；A型血型者胃癌发病率比其他血型的人高20%。

2. 地理环境因素：世界各国对胃癌流行病学调查，其胃癌高发区有日本、智利、芬兰和苏联、我国高发区是华北、东北、西北地区，这可能与生活方式及饮食习惯对胃癌发生有较大的影响有关。

3. 疾病因素：

（1）胃溃疡：其癌变发生率为5%～10%，尤其是胃溃疡病史较长和中年以上的患者，并发癌变的机会大。

（2）萎缩性胃炎：现已公认是胃癌的一种癌前病变，尤其与胃息肉或肠腺化生同时存在时，可能性更大。

（3）胃息肉：息肉的恶性变概率约占10%～20%。

（二）病理生理

胃癌多见于胃窦部，其次为胃小弯、贲门部。胃大弯及胃前壁发生较少。从胃癌的大体形态可分为：

1. 早期胃癌：指局限于黏膜及黏膜下层的胃癌。不管是否有淋巴转移。

2. 块状型癌：肿瘤向胃腔突出。小的如息肉，大的呈蕈状块，表面糜烂或感染出血、坏死。

3. 溃疡性癌：癌肿中央凹陷呈溃疡，边缘不整齐。发生出血、穿孔者多见。

4. 弥漫性癌：癌细胞浸润于胃壁各层，胃壁增厚，质硬。

【临床表现】

（1）早期症状：患者上腹不适是胃癌中最常见的初发症状，并有嗳气、反酸，明显食欲减退或食欲不振。

（2）梗阻症状：在贲门、胃底、胃小弯处肿瘤长大时，影响食物进入胃内，进食后易出现呕吐；如胃窦部肿瘤大时，影响食物进入十二指肠，可出现呕吐隔夜食。

（3）腹痛及放射痛：当癌细胞浸润穿透浆膜侵犯胰腺时，可出现持续性剧烈腹痛，并向左侧腰背部放射。

（4）呕血便血：当胃癌溃疡时，可出现呕血和黑便。

（5）贫血恶病质：患者因肿瘤毒素吸收，全身性消耗，出现消瘦、乏力、贫血，最后表现为恶病质。

【辅助检查】

血常规，注意有无贫血现象，低色素小红细胞贫血常见，多为慢性失血所致；高血色素巨红细胞贫血是造血内因子缺乏所致。大便隐血试验；肝、肾功能；X 线钡餐检查；胃镜检查；胃癌脱落细胞检查等。

【治疗】

1. 手术治疗　为目前治疗胃癌的主要方法，也是唯一可能治愈进展期胃癌的手段。因此对胃癌的手术治疗应采取积极态度，只要病人全身情况允许，无明确的远处转移，均应施行手术。如癌肿不能切除且有幽门梗阻者，可做胃空肠吻合术，解除梗阻，使病人能够进食以改善全身营养状况，创造条件接受其他治疗。

2. 化学治疗　多作为胃癌术后的辅助治疗或不能手术的晚期胃癌的姑息治疗。但是，迄今尚无公认的最佳治疗方案。临床上一般认为较好的化学药物治疗方案有：FAM 方案（氟尿嘧啶、多柔比星、丝裂霉素）。MFC 方案（丝裂霉素、氟尿嘧啶、阿糖胞苷）。也可长期口服替加氟。

3. 放射治疗　胃癌细胞对放射治疗并不敏感，但放射治疗作为胃癌术前或术中的辅助治疗，有一定价值。术前放射治疗可以减少由于手术操作而引起的癌肿扩散和转移，也可以使肿瘤易于切除而提高切除率。

4. 中药治疗　多数是配合手术或化疗进行综合治疗。可以减少化疗的不良反应和增强机体的抗病能力。根据具体情况辨证论治。以清热解毒，祛瘀散结，实则攻之，虚则补之为治疗原则。半枝莲、白花蛇舌草、藤梨根、肿节风等中药对胃癌有一定疗效。

第十二节　肠瘘

任何原因引起的肠管之间、肠管与其他器官之间或肠管与体表之间的病理通道，均称为肠瘘。肠瘘分为内瘘和外瘘。

【发病机理】

（一）病因

1. 非创伤性：以各种化脓性感染和特异性感染为最常见，腹内感染、局限性腹膜炎、腹内脓肿破溃；肠绞窄坏死和急性穿孔；肠道肿瘤亦可引起肠瘘。

2. 创伤性：以手术为最常见，包括手术时误伤、吻合口愈合不良、术后感染、异物遗留；火器伤、刀刃伤、刺伤等。

（二）病理生理

1. 水、电解质丢失：肠瘘发生后大量消化液丧失，引起脱水、电解质紊乱和酸碱失调，不及时纠正，使循环血容量降低发生肾功能衰竭和循环衰竭。

2. 营养障碍：口服饮食经瘘口过早排出体外，引起营养缺乏，此外炎症和创伤的额外消耗，导致严重的负氮平衡，体内脂肪和肌肉消耗大，体重明显下降，出现恶病质。

3. 严重感染：含大量消化酶的肠液外溢，造成肠瘘周围皮肤糜烂、感染和出血，继而出现腹壁深部和腹腔内脓肿、脓毒败血症。

附：分类

1. 按形态分：

（1）管状瘘：肠壁瘘口与腹壁外口之间有一瘘管形成。一般非手术治疗可以愈合。

（2）唇状瘘：肠黏膜外翻与皮肤愈合而成，状如口唇，需手术治疗。

（3）完全瘘：肠管全部或接近完全断裂，肠内容物全部溢出。必须手术治疗。

2. 按数目分：

（1）单个瘘：多为手术或外伤所引起。

（2）多发瘘：常见于特异性感染，瘘管复杂。

3. 按部位分：

（1）高位瘘：是指包括十二指肠瘘和距十二指肠空肠悬韧带 100cm 以内的空肠瘘。

（2）低位瘘：在距十二指肠空肠悬韧带 100cm 以下的瘘称之。

4. 按流出的量分：

（1）高流量瘘：是指肠液流出量每日超过 500ml。

（2）低流量瘘：是指肠液流出量每日低于 500ml。

【临床表现】

（1）腹膜炎：术后数天内有腹痛、腹胀；体温升高、出汗、血压下降、脉率上升等急性腹膜炎表现。部分患者形成局限脓肿，有发热、腹痛、腹部压痛性包块及伴随的消化道症状。

（2）排出液：开始伤口可排出血性或脓性分泌物，多于 1～2 天内，即排出肠内容物。空肠以上的高位小肠瘘排出黄绿色稀薄液体，量大，为胃、胆、胰液，易使皮肤糜烂；低位肠瘘排出物较黏稠，有粪臭味，量较少。

【辅助检查】

除常规检查外：

1. 口服染料检查：常用染料有骨炭末、亚甲蓝、靛胭脂等。观察有无染料自瘘口排出、排出量和距口服时间，可判断有无肠瘘，瘘的大小及部位。

2. X 线检查：

（1）瘘管造影：经瘘口插入导管后注入碘油等造影剂，可了解瘘管的行径、位置及脓腔的范围。

（2）胃肠钡剂造影：有助于了解肠道内情况，如瘘的部位、有无内瘘或远端梗阻等。

3. B 超：多用于腹腔内残余脓肿的诊断和定位。

【治疗】

（1）肠瘘手术治疗的适应症：随着非手术治疗方法和效果的提高，肠瘘的手术治疗适应证明显减少，但在下列情况下，应考虑手术治疗：为控制感染而行脓肿手术引流或者腹腔造口引流；为补充营养而行空肠造口术；为控制肠瘘并发的胃肠道或腹腔大出血而行相应的手术；肠瘘经非手术治疗后不愈合，患者全身情况良好，无重要器官功能障碍等禁忌症，并具有以下适应证：

①肠瘘的远端肠管有梗阻。

②瘘管周围瘢痕组织过多，瘘管内已经上皮化。

③瘘口的黏膜外翻与皮肤愈合，形成唇状瘘者。

④瘘口部有异物存留。

⑤肠瘘附近有脓腔、引流不畅。

⑥肠襻上有多个瘘存在，即多发性瘘。

⑦继发于特殊病因的肠瘘，如肿瘤、溃疡性结肠炎、局限性肠炎、肠 Behcet disease 等。

（2）肠瘘手术治疗的基本方式：

①肠切除吻合术：方法是切除包括肠瘘在内的楔形肠壁或部分肠管后行肠吻合。这是最常用、效果最好的一种方式，其手术创伤小、损失肠管少，适用于大多数空肠瘘、回肠瘘和结肠瘘。

②肠瘘修补术：包括带蒂肠浆肌层片覆盖修补术和肠襻浆膜层覆盖修补术。对十二指肠、直肠上段等部位的瘘，在广泛粘连的情况下，行切除吻合较困难，可行带蒂肠浆肌层片覆盖修补术，其方法是：将瘘口缝合后，在其附近截取一段肠管制成带蒂肠浆肌层片覆盖瘘口之上，可使瘘口较好愈合。这一术式操作简单，成功率高。肠襻浆膜层覆盖修补术的方法是将一段肠襻上提覆盖于缝合的瘘口上，一般采用 Roux-X 式肠襻。这一术式由于需游离大段肠管，应用有时较困难。

③肠瘘旷置术：方法是将瘘口所在肠襻的远、近侧肠管行短路吻合以旷置肠瘘所在的肠段，待以后再行二期手术切除，或等待肠瘘的自愈。适用于粘连严重、无法进行肠瘘部肠襻分离的肠瘘。旷置术的具体吻合方式有 3 种：

A. 瘘口的远近侧肠管侧侧吻合。这种方式的转流效果不完全，瘘口仍有肠液流出，仅在远、近侧肠管游离困难时选用。

B. 近侧肠管切断，近瘘的一端封闭，另一端与远侧肠段行端侧吻合。

C. 远、近侧肠段切断，近瘘的两残端封闭，另两端作对端吻合。这种方式流转效果较好，此较常用。

④十二指肠空肠 Roux-Y 式吻合术：当十二指肠瘘的瘘口较大，切除缝合有困难时，可以将空肠上提与十二指肠瘘作端端或端侧吻合术，使十二指肠液进入空肠。由于十二指肠瘘口组织不够健康，愈合力差，有再瘘的可能，效果不及带蒂肠浆肌层片修补术。

⑤其他手术方式：包括瘘管切除、切开引流和肠造口术等方法。

（3）肠瘘手术治疗围手术期处理

①术前应对病人全身情况认真评估，了解瘘管、瘘口和胃肠道功能情况，并行严格的肠道准备。

②加强营养支持和防治感染（具体原则和方法同上）。

③注意防治手术并发症。肠瘘手术的常见并发症是感染、肠管损伤和肠梗阻，应注意观察和防治。

6. 其他治疗 肠瘘的治疗还应注意对其他器官功能维护和病变的治疗。由于肠瘘属胃肠科疑难病危重病，尤其是早期未能发现，导致腹腔严重感染和多发性脓肿形成的病人，可能存在不同程度的心、肺、肝、肾等器官功能障碍，在治疗过程中应注意监测和维护。小肠膀胱瘘和直肠子宫瘘、盲肠阴道瘘应对相应的器官病变进行治疗。

第十三节　肠梗阻

肠内容物不能按正常规律运行、通过受阻或逆行称为肠梗阻。

【发病机理】

（一）病因

1. 机械性肠梗阻：最常见。因寄生虫、粪块、异物等引起的肠腔堵塞；因肠粘连、肠扭转、肿瘤等引起的肠管受压；因先天性肠道闭锁、狭窄、炎症等引起的肠壁病变。

2. 动力性肠梗阻：因腹膜炎、麻痹性肠梗阻、慢性铅中毒等引起的神经反射或毒素刺激而致肠壁肌肉功能紊乱，使肠内容物运行发生障碍，甚至停止运行。

3. 血运性肠梗阻：较少见。是由于肠系膜血管栓塞或血栓引起肠管血运障碍，而发生肠麻痹使肠内容物不能运行。

（二）病理生理

1. 肠管膨胀：由于梗阻使肠管内积液、积气，肠管扩张，肠壁变薄；肠壁血运障碍，继而发生肠壁缺血、坏死、穿孔。腹胀可使腹压升高，膈肌升高，腹式呼吸减弱，妨碍下腔静脉血液回流，因而出现呼吸和循环障碍。

2. 体液丧失：因肠梗阻患者不能进食和频繁呕吐，体液丧失致水、电解质紊乱及酸碱失衡。又因肠壁循环障碍，肠壁水肿，血管内液体、血浆，大量渗透到肠腔及腹腔。

3. 感染和毒血症：由于肠梗阻使肠壁血循环障碍，导致大量细菌繁殖，产生毒素渗透至腹腔引起腹膜炎，毒素被吸收入血液，引起全身性中毒症状。

【临床表现】

（1）腹痛：腹痛表现为阵发性绞痛，自觉有气体在腹中窜动，有时可见肠型和肠蠕动波。如有持续性剧烈腹痛，应考虑为绞窄性肠梗阻。

（2）呕吐：梗阻早期可有反射性呕吐，呕吐物为食物或胃液，可因梗阻部位不同而有不同性质的呕吐物。高位梗阻，呕吐出现早且频繁，呕吐物为胃内容物；低位梗阻，呕吐出现晚且少，呕吐液为粪样物，有明显的粪臭味。

（3）腹胀：腹胀的程度因梗阻部位的不同而不同。高位梗阻，腹胀不明显；低位梗阻，其腹胀明显且为全腹性；绞窄肠梗阻，可有不对称的腹胀。

（4）停止排气、排便：完全梗阻可停止排气、排便；部分梗阻可有少量的排气、排便；绞窄性肠梗阻，可排出血性黏液性粪液。

【辅助检查】

1. 一般检查：注意病人神志、面容、舌苔、有无脱水或休克征象等。

2. 腹部检查：注意腹胀程度，局限性或弥漫性，是否可见肠形、肠蠕动波、腹壁有无手术疤痕、切口疝或白线疝；腹部是否触到肿块，是否有腹肌紧张、压痛、反跳痛；腹股沟管、股三角区有无痛性肿块。腹部叩诊音，有无移动性浊音，肝浊音界是否存在；听诊有连续高亢的肠鸣音，或呈气过水音或金属音。

3. 直肠指检：注意肛门括约肌松紧度，直肠内有无肿块、触痛、波动感。指套上有无黏液、血迹。

附：

临床分类：

1. 按肠壁有无血运障碍分：

（1）单纯性肠梗阻：无血运障碍，只是肠管内容物通过受阻。

（2）绞窄性肠梗阻：既有肠管血运障碍，同时有肠管内容物通过的障碍。

2. 按梗阻部位分：

（1）高位梗阻：为空肠上段梗阻。呕吐早，腹胀轻。

（2）低位性梗阻：为回肠末端和结肠梗阻。呕吐晚，腹胀重。

3. 按梗阻程度分：

【治疗】

1. 非手术治疗

（1）禁食、禁水：防止加重病情。

（2）减压：给予胃肠减压。

（3）输液：以纠正水、电解质失衡及酸中毒。

（4）抗生素治疗：预防全身性感染。

（5）解痉止痛：诊断明确后，对症治疗。

2. 手术治疗

（1）解除梗阻：行病变切除术、粘连松解术，使肠套叠或肠扭转复位等。

（2）肠切除、肠吻合术。

第十四节　急性阑尾炎

急性阑尾炎为外科常见病，多发生于20～30岁的青年人，男性较女性多见。

【发病机理】

（一）病因

1. 阑尾管腔阻塞：阑尾解剖学特点就易导致管腔阻塞。此外，食物残渣、粪石、异物、蛔虫、肿瘤等也可造成管腔阻塞。

2. 胃肠道疾病：如急性肠炎、炎性肠病、血吸虫病等，都可直接蔓延到阑尾，或引起阑尾管壁肌痉挛，使血运阻碍而致炎症。

3. 细菌入侵：阑尾发生梗阻和炎症，黏膜溃疡，上皮损害，管腔内细菌不能排出而繁殖生长，侵入管壁，使感染加剧。

（二）病理生理

根据急性阑尾炎发病过程的病理解剖学变化，分为以下类型：

1. 急性单纯性阑尾炎：阑尾外观轻度肿胀，浆膜充血，表面有少量纤维素性渗出物。阑尾各层均有水肿和中性粒细胞浸润，粘膜表面有小溃疡和出血点。

2. 急性化脓性阑尾炎：阑尾肿胀明显，浆膜高度充血，有脓性渗出物。阑尾黏膜的溃疡面加大，管壁各层有小脓肿形成，腔内有积脓。阑尾周围的腹腔内有稀薄脓液，形成局限性腹膜炎。

3. 坏疽性及穿孔性阑尾炎：阑尾管壁坏死或部分坏死，呈暗紫色或黑色。易出现穿孔。穿孔后可引起急性弥漫性腹膜炎。

4. 阑尾周围脓肿：急性阑尾炎化脓坏疽，大网膜可移至右下腹部，将阑尾包裹并形成粘连，出现炎性肿块或形成阑尾周围脓肿。

【临床表现】

（1）腹痛：多起于脐周和上腹部，开始疼痛不严重，位置不固定，呈阵发性，数小时后，腹痛转移并固定在右下腹，疼痛呈持续性加重。约 70%～80%急性阑尾炎患者具有这种典型的转移性腹痛的特点。

（2）胃肠道症状：大多数患者可有食欲差、恶心；呕吐多在腹痛发作的早期。有的患者可有便秘和腹泻。盆腔位阑尾炎时炎症刺激直肠和膀胱，引起排便里急后重和排尿尿痛症状。弥漫性腹膜炎时可有麻痹性肠梗阻症状。

（3）全身症状：早期乏力、头痛。炎症严重时可有出汗、口渴、脉速、发热等全身感染中毒症状。腹膜炎时可出现畏寒、高热。

【辅助检查】

1. 实验室检查：

（1）白细胞计数：多数急性阑尾炎患者的白细胞计数及中性粒细胞比例增高。

（2）尿常规：一般为阴性，也可有少量蛋白和血细胞。

2. X 线检查：腹部平片，部分患者可发现阑尾粪石或可见盲肠扩张、右下腹有少数气液平面。

3. B超：确诊率为80%～90%。

【治疗】

1. 非手术治疗　适用于急性单纯性阑尾炎、阑尾脓肿、妊娠早期和后期急性阑尾炎、高龄合并有主要脏器病变的阑尾炎。

（1）基础治疗：卧床休息，控制饮食，适当补液和对症处理等。

（2）抗菌治疗：选用广谱抗生素（如氨苄西林）和抗厌氧菌的药物（如甲硝唑）。

（3）针刺治疗：可取足三里、阑尾穴，强刺激，留针30min，每日2次，连续3d。

（4）中药治疗：可分外敷和内服两种。

①外敷：适用于阑尾脓肿。如四黄散：大黄、黄连、黄芩和黄柏各等份，冰片适量，共研细末后用温水调成糊状，供外敷用。

②内服：中医辨证分为三期，并各选其主要方剂。淤滞期：用阑尾化瘀汤：主要成分有川楝子、延胡索、牡丹皮、桃仁、木香、金银花和大黄等。蕴热期：用阑尾清化汤：主要成分有金银花、蒲公英、牡丹皮、大黄、川楝子、赤芍、桃红和生甘草等。毒热期：用阑尾解毒汤：主要成分有金银花、蒲公英、大黄、冬瓜仁、牡丹皮、木香、川楝子和生甘草等。

2. 手术治疗　主要适用于各类急性阑尾炎，反复发作的慢性阑尾炎，阑尾脓肿保守3～6个月后仍有症状者及非手术治疗无效者。

（1）术前准备：术前4～6h应禁饮食，确定手术时间后可给适量的镇痛药，已化脓和穿孔者应给以广谱抗生素。有弥漫性腹膜炎者，应行胃肠减压，静脉输液，注意纠正水、电解质紊乱。心和肺等主要脏器功能障碍者，应同时进行适当处理。

（2）手术方法：以局麻下经右下腹斜切口完成手术最为适宜，少数病人也可选择硬膜外麻醉和全麻，经右下腹探查切口完成。主要方式为阑尾切除术。腹腔渗出多时，放置引流物。

（3）术后处理：继续支持治疗，包括静脉输液、止痛镇静及抗感染等。腹腔引流管按引流量多少逐步拔除。切口按时拆线。

第十五节　结肠癌

结肠癌是胃肠道常见的恶性肿瘤，以40～50岁发病率最高。结肠癌占大肠癌的40%，发生在盲肠占4%～10%，升结肠占2%～13%，横结肠占2%～4%，降结肠占3%，乙状结肠占12%～14%。

【发病机理】

（一）病因

结肠癌的病因目前尚不明确，但已知与下列因素有关：

1. 高脂肪饮食：流行病学调查发现，大肠癌高发国家的饮食以高脂肪为主，而发病率低的国家的居民饮食中脂肪含量均较低。摄取高脂肪食物者的粪便中脱氧胆酸、石胆酸等胆酸代谢产物以及类固醇、类固酮等类固醇代谢产物含量增多，而脱氧胆酸、石胆酸等都为致癌物质，可能导致大肠癌的发生。

2. 食物纤维含量少：由于缺乏渣滓，精制糖类食物在肠道中停留时间较长，所含致癌物质与肠黏膜接触时间较长。

3. 大肠炎症：流行病学调查结果表明结肠血吸虫病肉芽肿与结肠癌有密切关系，认为血吸虫病患者的大肠黏膜受到沉积虫卵的刺激，发生黏膜坏死、溃疡和慢性炎症等病变，然后在上皮再生和增生的基础上形成息肉，继而发生癌变。

4. 癌前病变：家族性息肉病公认为癌前疾病，结肠腺瘤、乳头状腺瘤也有恶变倾向。

5. 其他：有遗传因素，亚硝胺类化合物等的致癌作用。

（二）病理生理

1. 肿块型：生长较慢并向肠腔内生长，瘤体较大，但周围浸润少，易发生溃烂、出血、继发感染。转移晚。

2. 浸润型：癌肿内纤维组织较多，绕结肠壁浸润生长，易引起肠腔狭窄及肠梗阻。转移早。

3. 溃疡型：为腺癌、黏液癌、未分化癌。溃疡型的特点是向肠壁深层生长并向周围浸润，易发生出血、感染和穿透。转移较早。

【临床表现】

结肠癌的临床表现根据病灶大小、所在部位及病理类型而有所不同。早期结肠癌可无症状，随着病程的发展，病灶的扩大，可产生一系列结肠癌的常见症状：

（1）腹泻或便秘与粪便性状的改变：为最早出现的症状。表现为排便次数增多，腹泻或便秘，便中有血、脓液或黏液。

（2）腹痛：常为定位不确切的持续性隐痛或腹部不适，有腹胀感。

（3）肠梗阻症状：结肠癌晚期可出现慢性低位不完全性肠梗阻症状。

（4）腹部肿块：腹部可及较硬的肿块。

（5）全身症状：由于慢性失血、癌肿溃烂、感染、毒素吸收等，患者可出现贫血、消瘦、乏力、低热等；晚期可有肝大、黄疸、浮肿、腹水、锁骨上淋巴结肿大、恶病质等。

根据癌肿所在部位的不同，其临床表现各有特点：

1. 右半结肠癌：因右半结肠肠腔较大，肠内容物多为液状，一般不易发生肠梗阻。临床表现为：

（1）腹部不适：常有饱胀感，持续性轻度隐痛。

（2）大便改变：表现为粪便稀薄，带脓血，排便次数增加。

（3）肿块：腹部可见肿块、质硬。

（4）全身症状明显：如贫血、全身乏力、消瘦、恶病质等。

2. 左半结肠癌：因左半结肠肠腔较小，肠内容物为半固体状，加之癌肿浸润，极易引起肠腔环状绞窄，临床主要表现为急、慢性肠梗阻。

（1）腹部绞痛，伴腹胀、肠蠕动亢进、便秘和排气受阻，排便困难。

（2）粪便带血或黏液：血液和黏液不与粪便相混。

【辅助检查】

1. 一般检查：如血、尿和肝、肾功能检查。

2. 大便隐血检查：方法简单，诊断率在65%左右。

3. 结肠内窥镜检查及钡剂灌肠造影：疑有结肠癌者，行结肠内窥镜检查，并取组织活检。同时可行钡灌肠造影，检出直径1cm或更小的病变。

4. B超或CT：主要用于发现有无肝转移、肠系膜淋巴结肿大及肿瘤与邻近脏器的关系。

【治疗】

1. 手术治疗

（1）术前准备：除常规的术前准备外，结肠手术必须做好肠道准备，包括①清洁肠道：手术前2d进步渣或无渣饮食；术前1～2d服缓泻药，若有便秘或不全性肠梗阻，酌情提前几天用药；清洁灌肠应根据有无排便困难于术前1日或数日进行。②肠道消毒：杀灭肠道内致病菌，尤其是常见的厌氧菌，如脆弱拟杆菌等，以及革兰阴性需氧杆菌。前者主要用甲硝唑（甲硝唑）；后者可用磺胺类、新霉素、红霉素、卡那霉素等。肠道准备充分，可减少术中污染，有利愈合。

（2）手术方法：右半结肠切除术适用于盲肠、升结肠及结肠右曲部的癌肿。左半结肠切除术适用于降结肠、结肠左曲部癌肿。横结肠切除术适用于横结肠癌肿。乙状结肠癌肿的根治切除术根据癌肿的具体部位，除切除乙状结肠外，加做降结肠切除或部分直肠切除。

2.药物治疗

（1）化学药物治疗：手术后的病人化疗，一般12～18个月内可使用2～3个疗程，常用药物主要是氟尿嘧啶（5-FU），也可联合应用丝裂霉素、环磷酰胺等，5-FU每个疗程总量可用7～10g。可口服或静脉给药，最好加入葡萄糖液中滴注，每次250mg，每日或隔日1次。如果反应较大，如恶心、食欲减退、无力、白细胞和血小板减少等，可减少每次用量，或延长间隔期。骨髓抑制明显者应及时停药。口服法胃肠道反应比静脉给药大，但骨髓抑制反应轻。用药期间必须注意支持治疗，并用减轻毒性作用的药物。

癌肿未能切除的病人行化疗，有减轻症状和控制肿瘤生长的作用，但效果较差，维持时间短，如病人一般情况差，反而加重病情，不宜应用。

（2）免疫治疗：可提高病人抗肿瘤的能力，近年来发展很快，诸如干扰素、白细胞介素、转移因子、肿瘤坏死因子等，已逐渐广泛应用，不但可以提高病人的免疫能力，而且可以配合化疗的进行。

第十六节　直肠癌

大肠癌中，直肠癌最多见，占60%，好发年龄为30～60岁，男女之比为（2～3）：1。

【发病机理】

（一）病因

直肠癌的发病原因至今不明，可能与下列因素有关：

1.息肉：目前普遍认为息肉的癌变是直肠癌发病的病因之一。

2.长期慢性炎症：如溃疡性结肠炎的慢性刺激，使肠道上皮增生，形成腺瘤状息肉，继而发生恶变。

3. 饮食不当：食高脂肪和高蛋白质者，胆酸分泌增加，粪便中含有大量梭状芽孢杆菌属，有致癌作用；食物中纤维素少，肠道蠕动慢，粪便在大肠中停留过久，使细菌分解后的致癌物质接触肠黏膜过久，也易促成直肠癌。

4. 遗传因素：有癌肿家族史者，发病率比一般人高。

（二）病理生理

1. 浸润型：癌细胞沿肠壁蔓延浸润，使肠壁增厚变硬，表面可有溃疡，恶性程度高，转移早。

2. 溃疡型：癌细胞向肠壁深部组织浸润，表面有小结节，有溃疡，转移早。

3. 菜花型：是直肠癌中最常见的一种。大结节呈菜花状，小结节呈乳头状，向肠腔内突出，易引起糜烂、溃疡、出血和感染。分化程度较高，转移较晚。

【临床表现】

（1）便血和排便习惯改变：

①癌肿局限于直肠黏膜时，85%的患者仅有便血，色鲜红或暗红色，量不多。

②早期有腹泻，排便次数增加，有黏液便。

③癌肿在中、晚期时，排便次数增多，排便不尽，有里急后重等症状。

（2）全身症状：癌肿发展到中、晚期时，常有食欲不振、体重减轻、贫血甚至出现恶病质症状。当癌肿增大导致肠腔狭窄时，可出现肠梗阻症状。

（3）癌肿转移的症状：

①当癌肿侵犯膀胱时，有尿频、尿痛、排尿困难等症状。

②癌肿侵犯骶前神经丛时，出现骶尾部和腰部疼痛。

③有肝转移时，出现肝大、腹水、黄疸，甚至恶病质。

【辅助检查】

除一般常规检查外，应做：

1. 大便隐血检查：是早期发现直肠癌的有效措施。

2. 直肠镜或乙状结肠镜检查：对疑有直肠癌的患者，术前常规必须做直肠镜或乙状结肠镜检查，并取组织活检进行病理检查，以便确诊。

3. 钡剂灌肠检查：应常规进行钡灌肠或钡气双重造影，以排除结肠多发癌和息肉病。

4. B 超、同位素或 CT 检查：怀疑有肝转移的患者，应行腹部 B 超（或 CT）、同位素检查，以了解病灶转移情况。

5. 其他：女性患者应做阴道检查及双合诊检查，男性患者有泌尿系统症状者应行膀胱镜检查。

【治疗】

直肠癌的治疗目前仍以外科手术治疗为主，化疗为辅，放射治疗有一定作用。手术治疗的方法有：

1. 经腹会阴联合直肠癌根治术：适用于距肛门 7cm 以内的直肠癌。特点是手术范围大，切除彻底，但需做永久性人工肛门。

2. 经腹直肠癌切除术：适用于直肠癌距肛门 10cm 以上。能保留肛管和肛门括约肌，保持正常排便功能，但癌肿周围组织切除不彻底。

3. 经会阴部直肠癌切除术：适用于癌肿距肛门 8～10cm，是保留肛管和括约肌的手术。手术控制排便功能较差，易引起感染和肠腔狭窄。

4. 姑息性手术：癌肿局部浸润严重或转移广泛，无法根治时，为了解除梗阻和减少患者痛苦，可行姑息性切除，做横结肠或乙状结肠造口术。

第十七节　肛管直肠周围脓肿

肛管直肠周围脓肿是指肛管直肠组织内或其周围间隙内的感染，发展为脓肿。多数脓肿在穿破或手术切开引流后形成肛瘘。多见于青壮年，儿童、老年较少见。

【发病机理】

（一）病因

肛管直肠周围脓肿的感染灶来自肛腺。肛腺开口于齿线部肛窦，因肛窦开口向上，粪便损伤或嵌入肛窦引起水肿、感染延及肛腺。肛腺形成脓肿后向上下蔓延或穿过肠壁、肛管括约肌至肛管直肠周围间隙。

（二）病理生理

肛管直肠周围间隙是疏松的脂肪结缔组织，感染极易扩散，甚至延及两侧。少数的肛管直肠周围脓肿可继发于外伤、炎性病变或注射药物；感染直接发生在间隙形成脓肿，或经淋巴引流扩散到间隙引起。因受腹膜与肛提肌的分隔，分为骨盆直肠间隙脓肿，坐骨肛管间隙脓肿等。

1. 肛门周围脓肿：肛门周围皮下脓肿最常见，多有肛腺感染向下蔓延，在肛管内、外括约肌之间突出至皮下，一般不大。

2. 坐骨直肠窝脓肿（坐骨肛管间隙脓肿）：肛腺脓肿穿破肛管外括约肌进入坐骨肛管间隙，形成坐骨肛管间隙脓肿。由于坐骨肛管间隙是肛提肌下较大的空间，因此形成的脓肿较大而深，容积约有 60～90ml。

3. 骨盆直肠窝脓肿（骨盆直肠间隙脓肿）：肛腺脓肿向上穿破直肠纵肌进入肛提肌上骨盆直肠间隙形成脓肿，此处位置较深，空间较大。

【临床表现】

（1）肛门周围脓肿：肛周持续性跳动性疼痛，排便、受压及咳嗽时加重，行动不便，坐卧不安，全身感染症状不明显。坐骨直肠窝脓肿：发病初期就有全身感染症状，如发热、乏力、食欲不振、寒战、恶心等。局部由持续性胀痛逐渐加重为明显跳痛。有时有反射性排尿困难，大便里急后重，排便时跳痛加重。

（2）骨盆直肠窝脓肿：发病缓慢，病人有持续性高热、头痛、恶心等。早期症状仅为会阴、直肠坠胀感，排便时尤感不适，便意不尽，有时有排尿困难，常无定位症状。

【辅助检查】

1. 血常规。

2. 直肠指检、脓肿穿刺抽脓。

【治疗】

1. 非手术治疗　①选用对革兰阴性菌有效的抗生素；②温水坐浴；③局部理疗；④口服缓泻药或液状石蜡以减轻排便时疼痛。

2. 手术疗法　一旦明确诊断，即应切开引流。

（1）肛门周围脓肿可在局麻下进行，在波动最明显处十字切开，剪去周围皮肤使切口呈椭圆形，无须填塞。

（2）坐骨肛管周围脓肿可在腰麻或骶管麻醉下，在压痛最明显处用粗针头穿刺，抽出脓液后，在该处（应距离肛缘 3～5cm，以免损伤括约肌）做一平行肛缘的弧形切口，可以手指探查脓腔，置管或油纱条引流。

（3）骨盆直肠间隙脓肿要在腰麻或全麻下进行，可在肛镜下切开相应部位直肠壁或在肛周皮肤上直接切开引流。

第十八节　肛瘘

肛瘘是肛管与肛门外周皮肤间的感染性管道。主要继发于肛管直肠周围脓肿。肛瘘内口位于齿线附近，外口位于肛周皮肤。经久不愈，是肛管直肠疾病中的常见病，青壮年多见。

【发病机理】

（一）病因

肛瘘多为一般性化脓性感染所致，少数为结核性。大多是肛管直肠周围脓肿溃破或经手术切开后脓腔逐渐缩小形成感染性管道，粪便经常由原发感染病灶进入脓腔，内积脓液引流不畅。外口皮肤生长较快，常常假性愈合，以致有破溃，反复发作，有时多次切开引流而形成一个内口、数个外口的复杂管道，并使管道壁的纤维组织增生无法愈合。

（二）病理生理

分类：

1.肛管括约肌间型：多为低位肛瘘，最常见，约占70%，多由肛管周围脓肿引起。

2.经肛管括约肌型：可为低位或高位肛瘘，约占25%，由坐骨直肠窝脓肿引起。

3.肛管括约肌上型：为高位肛瘘，占5%。

4.肛管括约肌外型：最少见，仅占1%。由骨盆直肠窝脓肿合并坐骨直肠窝脓肿引起。

【临床表现】

肛瘘是慢性病，常有疼痛，肛周外口不断有少量脓性分泌物或有气体粪便排出，皮肤有瘙痒感。

【辅助检查】

除一般常规检查外，还应做直肠指检，指检不能肯定时可用白湿纱布填入肛管至直肠下端，由外口注入美蓝溶液1～2ml，然后抽出纱条，观察染色情况。不典型的肛瘘应做钡餐胃肠透视、钡灌肠或乙状结肠镜检查。必要时可取组织活检，以排除直肠下端或肛管恶性肿瘤溃破形成的瘘管。

【治疗】

1. 非手术治疗：药物治疗，主要用于急性炎症期。

2. 手术治疗：将瘘管切开，形成敞开的创面，促使愈合。

手术方法有：

（1）瘘管切开术：适用于单纯性肛瘘。

（2）挂线疗法：适用于有内外口低位或高位单纯性肛瘘，或作为复杂性肛瘘切开、切除的辅助方法。

（3）肛瘘切除术：适用于低位单纯性肛瘘。

第十九节　痔

痔是直肠下段黏膜下或肛管皮肤下的静脉丛，因扩大和曲张形成的静脉团块。

【发病机理】

（一）病因

1. 习惯性便秘：因长期大便秘结，排便时长时间用力，使直肠上、下静脉丛的静脉逐渐曲张形成痔。

2. 腹腔内压力增高：腹压增高使门静脉回流受阻，使直肠上、下静脉丛瘀血。如妊娠、前列腺肥大、盆腔肿瘤等疾病，压迫直肠静脉影响血液回流，都可使腹压增高发生痔。

3. 感染因素：直肠下端和肛管的感染，使静脉壁纤维化，失去弹性，也是发生痔的原因。

（二）病理生理

根据痔的不同部位可分为内痔、外痔和混合痔三类：

1. 内痔：是直肠上静脉丛扩大曲张所致，为直肠黏膜覆盖，内痔在齿状线以上。

2. 外痔：是直肠下静脉丛扩大曲张所致，为肛管皮肤覆盖，外痔在齿状线以下。

3. 混合痔：是齿状线上、下的静脉丛同时扩大、曲张彼此吻合形成，为直肠黏膜和肛管皮肤覆盖。

【临床表现】

（1）排便时出血：为内痔及混合痔常见的症状。出血一般为间歇性出血，色鲜红，排便时出现，出血量不大，一般在便纸上发现鲜血或便池中滴入鲜血，但有时也可出现呈喷射状出血，便后自行停止。

（2）痔脱出肛门：内痔及混合痔发展到一定程度可脱出肛门，使肛门括约肌收缩力减弱，痔块脱出，患者无法参加劳动。

（3）疼痛：外痔及混合痔因黏膜或皮肤受损引起感染或血栓形成才有疼痛感觉。内痔因脱出引起嵌顿，出现水肿、感染、坏死时，患者局部疼痛剧烈。局部疼痛是血栓性外痔的特点。

（4）因痔块脱出，黏液流出肛门刺激周围皮肤，引起皮肤瘙痒或湿疹。

【辅助检查】

除外科常规检查外，应做直肠指检，并做肛门镜检观察直肠黏膜颜色、出血点和溃疡等。对不明原因的便血、黏液便、脓便，应进一步做乙状结肠镜检查，以便确定直肠上段或乙状结肠病变。

【治疗】

（一）治疗原则

1. 保持大便通畅：多食蔬菜、水果，多喝水，养成定时排便的习惯。

2. 坐浴：用 1：2 000 高锰酸钾溶液，每日 1 次，便后应坐浴，保持局部清洁、舒适。

3. 血栓外痔：保守治疗不见好转可行切开取栓术。

4. 内痔和混合痔的治疗：

（I）注射治疗：用硬化剂注入痔内血管，使其硬化萎缩。

（2）冷冻疗法：应用液态氮，通过探头与痔块接触，达到组织结冻、坏死、脱落。

（3）手术治疗：根据病情选用结扎法、痔切除术、痔环形切除术。

第二十节　肝脓肿

肝脓肿分为细菌性肝脓肿和阿米巴性肝脓肿。

细菌性肝脓肿

【发病机理】

（一）病因

全身细菌性感染，特别是腹腔内感染时，细菌侵入肝，如病人抵抗力弱，可发生肝脓肿。细菌可经下列途径进入肝：

1.胆道：胆道蛔虫病、胆管结石等并发化脓性胆管炎时，细菌沿着胆管上行，是引起细菌性肝脓肿的主要原因。

2.肝动脉：体内任何部位的化脓性病变，如骨髓炎、中耳炎、痈等，特别在发生脓血症时，细菌可经肝动脉进入肝。

3.门静脉：如坏疽性阑尾炎、痔核感染、菌痢等，引起门静脉属支的血栓性静脉炎；脓毒栓子脱落进入肝内，即可引起脓肿。

4.其它：肝毗邻感染病灶的细菌可循淋巴系统侵入。开放性肝损伤时，细菌可直接经伤口进入肝，引起感染形成脓肿。

（二）病理生理

细菌性肝脓肿的致病菌多为大肠杆菌、金黄色葡萄球菌等，单个肝脓肿容积有时可很大；多发性肝脓肿的直径则可在数毫米至数厘米之间，数个脓肿也可融合成一个较大的脓肿。

【临床表现】

（1）全身中毒症状：寒战、高热，体温常高达39℃～40℃，多为弛张型热，伴有大汗、恶心、呕吐、食欲不振、周身乏力。

（2）腹痛：多为肝区持续性钝痛或胀痛，可伴有右肩部反射痛。

【辅助检查】

1.血常规检查：白细胞计数增高，明显左移；有时表现贫血。

2.X线胸腹部透视：右叶脓肿，可见右膈肌抬高，肝阴影增大，有时右侧反应性胸膜炎或胸腔积液；左叶脓肿，X线钡餐检查可见胃小弯受压、推移。

3.B超：肝内出现液性暗区。

【治疗】

1.药物治疗　细菌性肝脓肿是一种严重的疾病，必须早期诊断，早期治疗。

（1）全身支持疗法：给予充分营养，纠正水和电解质及酸碱平衡失调，必要时多次少量输血和血浆以增强机体抵抗力。

（2）抗生素治疗：应使用较大剂量。由于肝脓肿的致病菌以大肠杆菌和金黄色葡萄球菌最为常见，在未确定病原菌之前，可首选对此两种细菌有效的抗生素，然后根据细菌培养和抗生素敏感试验结果选用有效的抗生素。

2. 手术治疗　对于较大的单个脓肿，应施行切开引流，病程长的慢性局限性厚壁脓肿，也可行肝叶切除或部分肝切除术。多发性小脓肿不宜行手术治疗，但对其中较大的脓肿，也可行切开引流，常用的手术途径为：

（1）经腹腔切开引流：适用于多数病人，但术中应注意避免脓液污染腹腔，保证引流通畅。

（2）经腹膜外切开引流：主要用于右肝叶后侧脓肿，可经右侧第 11 肋骨床或切除其小段肋骨，在腹膜外用手指钝性分离至脓肿，行切开引流，但应注意勿损伤胸膜。

（3）手术治疗中注意事项：①脓肿已破入胸腔者，应同时引流胸腔；②胆道感染引起的肝脓肿，应同时妥善处理胆道病变和行胆道引流；③血源性肝脓肿应积极治疗原发感染灶。

3. 中医中药治疗　多与抗生素和手术治疗配合应用，以清热解毒为主，可根据病情选用五味消毒饮或柴胡解毒汤（柴胡、黄芩、金银花、连翘、紫花地丁、赤芍、牡丹皮、白芍、甘草）等方剂加减。

第二十一节　原发性肝癌

原发性肝癌是我国常见的恶性肿瘤之一，尤以东南沿海地区为多见。高发于 40~49 岁年龄组，男多于女。根据恶性肿瘤死亡率调查，原发性肝癌分别为男性和女性恶性肿瘤的第三位和第四位。

【发病机理】

（一）病因

原发性肝癌的病因和发病原理尚未确定。目前认为与肝硬化、病毒性肝炎、黄曲霉毒素等某些化学致癌物质和水土因素有关。

（二）病理生理

原发性肝癌的大体类型可分为三型：结节型、巨块型和弥漫型，其中以结节型为最常见，且多伴有肝硬化。巨块型肝癌呈单发的大块状，也可由许多密集的结节融合而成，较少伴有肝硬化或硬变程度较轻微。弥漫型最少见，全肝遍布无数灰白色点状结节，肉眼难以和肝硬化区别。

从病理组织上可分为三类：肝细胞型、胆管细胞型和二者同时出现的混合型。我国绝大多数原发性肝癌是肝细胞型（91.5%）。

原发性肝癌极易侵犯门静脉分支，癌栓经门静脉系统形成肝内播散，甚至阻塞门静脉主干引起门静脉高压的临床表现；肝外血行转移最多见于肺，其次为骨、脑等。淋巴转移至肝门淋巴结最多，其次为胰周、腹膜后、主动脉旁及锁骨上淋巴结。此外，向横膈及附近脏器直接蔓延和腹腔种植性转移也不少见。

【临床表现】：

原发性肝癌缺乏典型症状，常见的临床表现为：

（1）肝区疼痛：多为首发症状，多为持续性钝痛、刺痛或胀痛。

（2）肝大：肝脏进行性肿大。

（3）全身和消化道症状：主要表现为乏力、消瘦、食欲减退、腹胀等。晚期出现贫血、黄疸、腹水、皮下出血及恶病质等。

（4）可发生肺、骨、脑等转移，可有肝昏迷、上消化道出血、癌肿破裂出血和继发感染等并发症。

【辅助检查】

1.甲胎蛋白（AFP）测定：AFP 定量测定>500ng / ml 持续 1 个月以上可诊断为肝癌。

2.血清酶学检查：α-谷氨酰转肽酶、乳酸脱氢酶同工酶（LDH5）、碱性磷酸酶升高。

3.B 超、CT 或 MRI 检查：确诊率较高。

【治疗】

早期诊断、早期治疗，根据不同病情进行综合治疗，是提高疗效的关键。肝癌早期实施手术切除仍是最有效的治疗方法。

1.手术治疗

（1）手术切除：主要适用于癌肿未超过半肝，无严重肝硬化，癌肿未侵犯肝门和邻近器官者。

（2）不能切除者：根据肝癌的具体情况，可采用肝动脉结扎或行肝动脉栓塞术，或采用液氮冷冻、激光气化等治疗。

2.化学药物治疗

（1）全身化疗：常用5-氟尿嘧啶250mg溶于5%葡萄糖液，静滴，每日1次；或500mg 5-氟尿嘧啶溶于5%葡萄糖液，静滴，每周2～3次。也可遵医嘱静滴其他化疗药物或给予口服化疗药物。

（2）局部化疗：经手术探查肝癌不能切除者，可做肝动脉插管，遵医嘱应用5-氟尿嘧啶、噻替哌等，每日或隔日经导管灌注1次。

3.放射治疗

对不适于手术切除，但一般情况较好，肝功能尚好，无肝硬化、黄疸、腹水，无脾功能亢进，且癌肿较局限者，可采用深度X射线、^{60}钴照射为主的治疗。

4.中医中药治疗

根据不同病情辨证施治，采用攻补兼顾的方法。此法在临床上多与其他疗法配合进行。以提高机体抗病力，改善全身状况和症状，减轻化疗、放疗不良反应等。

5.免疫治疗

常用卡介苗、自体或异体瘤苗、免疫核糖核酸、转移因子、干扰素、白细胞介素-2、左旋咪唑等非特异性主动免疫治疗。

第二十二节　门静脉高压症

门静脉高压症发生在门静脉血流受阻、血液淤滞时。门静脉压力增高后，临床表现为脾肿大、脾功能亢进，进而发生食管静脉曲张、呕血和黑便以及腹水等症状。

【发病机理】

（一）病因

在我国发生门静脉高压症的原因主要是肝硬化。引起肝硬化的原因：一是血吸虫流行地区由血吸虫病引起。二是有肝炎后引起。

（二）病理生理

肝硬化时，肝小叶内发生纤维组织增生和肝细胞再生，增生的纤维索和再生的肝细胞结节挤压肝小叶内肝窦，导致肝窦狭窄或闭塞。这种肝窦和窦后的阻塞使门静脉的血流受阻，门静脉压力随之增高；又由于肝小叶汇管区的肝动脉血流通过交通支直接注入门静脉小支，使门静脉压力更加增高，从而形成门静脉高压症，产生反常的门静脉血流，引起以下改变：

1. 脾肿大脾功能亢进：因门静脉血流受阻，脾脏充血，发生脾内纤维组织增生，和脾髓细胞再生，引起脾髓破坏血细胞功能增强。

2. 交通支静脉曲张：特别是胃底、食管下段交通支静脉，因其离门静脉主干最近，离腔静脉主干也较近，压力差最大，受门静脉高压的影响也最早、最显著，此处静脉曲张后，可使覆盖的黏膜变薄，易受酸性胃液反流的腐蚀和粗糙食物的损伤，特别是咳嗽、恶心呕吐等，易导致曲张静脉破裂，引起大出血。

3. 腹水：门静脉压力升高，使门静脉毛细血管滤过压增加；肝内淋巴回流受阻，淋巴液自肝表面漏入腹腔；肝功能减退，血浆白蛋白合成减少，血浆胶体渗透压降低；醛固酮和抗利尿激素在体内增加，从而引起钠、水潴留。

【临床表现】

（1）脾肿大脾功能亢进：可在左肋缘下扪及脾脏，早期质软、活动，晚期变硬、活动受限。由于脾功能亢进，全血细胞减少，逐渐贫血，并有出血倾向。

（2）呕血或黑便：食管、胃底静脉曲张，一旦破裂，立即发生急性大出血，有时呈喷射状，色鲜红；有时呕血同时出现黑便，出血不易自止，并易出现肝昏迷。

（3）腹水：腹水患者常伴有低蛋白血症、下肢浮肿和腹胀、食欲减退等。

（4）晚期患者可出现黄疸肝大、腹壁静脉曲张、痔等症状。

【辅助检查】

1. 血常规：红细胞、白细胞、血小板计数；尿常规检测尿三胆。

2. 肝功能检查：血浆白蛋白、球蛋白，白蛋白球蛋白比例；血清转氨酶和胆红素、凝血酶原时间。

3. 食管钡餐造影或纤维内窥镜检查：可发现食道或胃底有曲张静脉影像。

4. B 超：肝进波不完整，实质内回声不匀等肝硬化波形和脾肿大。

【治疗】

食管、胃底静脉曲张大出血时，应采取非手术治疗和手术治疗相结合的方法。

1. 非手术治疗

（1）迅速补充血容量：立即为患者输液、输血。

（2）双囊三腔管压迫止血：立即为患者插入双囊三腔管压迫止血。

（3）药物止血：可静脉用垂体加压素，一般用量 20u 溶于 5%葡萄糖液 200ml 内，20～30 分钟内静滴完，可 4 小时重复 1 次。

2. 手术治疗

食管静脉曲张大出血，经非手术治疗 48 小时仍无效，患者无黄疸、无明显腹水者，应行紧急手术止血。手术治疗分两类：

（1）分流术：如脾肾静脉分流、门腔静脉分流，目的是降低门静脉压力。

（2）断流术：主要是阻断门奇静脉间反常血流，达到止血的目的。

第二十三节　胆石症

胆石症是我国的一种常见病，据文献报道，在自然人群中胆石症发病率达 10%左右，胆囊结石与胆管结石发病之比为 1.5：1。女性发病高于男性。

【发病机理】

（一）病因

胆石症的发生，多数学者认为与胆道感染和代谢异常的因素有关。

1. 胆道感染：

（1）由于胆汁滞留，细菌或寄生虫侵入胆道而致感染。在胆汁内大肠杆菌产生β-葡糖醛酸酶，使可溶性的结合胆红素水解为游离胆红素，与钙结合，沉淀为结石。

（2）虫卵（常见的为蛔虫、华支睾吸虫）和成虫的尸体也可作为核心形成结石。

2. 代谢异常：胆汁内主要成分为胆盐、卵磷脂和胆固醇，三种成分均有一定比例。在正常情况下，三种成分中胆固醇呈次饱和状态；如回肠切除、高脂饮食、糖尿病等，由于代谢失调，胆盐浓度减少或胆固醇增高，使胆固醇呈过饱和状态，可析出结晶，沉淀成为胆固醇结石。

（二）病理生理

胆结石分以下三种类型：

1. 胆固醇结石：以胆固醇为主要成分，质硬，呈多面形或椭圆形，外观呈淡灰黄色，表面光滑，剖面呈放射状排列的纹路。胆固醇结石占结石总数 50%，其中 80%在胆囊内。

2. 胆色素结石：以胆色素为主要成分，质软易碎，呈不规则形。有的为泥沙状，为棕黑色或棕红色，剖面呈层状。胆色素结石占结石总数 37%，其中有 75%在胆管内。

3. 混合性结石：其成分为胆红素、胆固醇、钙盐等混合而成。其剖面呈层状，有的中心呈放射状外周呈层状。因其含钙较多，X 线检查常显影。混合性结石占结石总数 6%，其中 60%在胆囊内，40%在胆管内。

【临床表现】

胆石症根据所在的部位分为胆囊结石、肝外胆管结石、肝内胆管结石三种。

（1）胆囊结石：20%终身无症状。有的仅有轻微的消化道症状，胆囊结石嵌于胆囊颈部时可导致急性胆囊炎，出现右上腹阵发性绞痛，向右肩放射。

（2）肝外胆管结石：结石堵塞胆管继发胆管炎时，即出现腹痛、寒战、发热和黄疸。腹痛在剑突下和右上腹部，呈阵发性刀割样绞痛，向右后肩背部放射，同时有恶心、呕吐。

（3）肝内胆管结石：除肝外胆管结石症状外，还有患侧肩区和胸背部持续性胀痛，常有发热和黄疸。

【辅助检查】

1. 一般化验检查：白细胞计数和分类、出凝血时间、尿三胆、黄疸指数、血清胆红素定量；肝、肾功能检查。

2. 特殊检查

(1)B 超检查：发现胆囊内结石影即可诊断。

（2）胆囊、胆道造影检查：

①胆囊结石：行口服胆囊造影剂，可见胆囊结石影。

②肝外胆管结石：行静脉胆囊造影，示胆总管、肝总管或左右肝管结石影，胆管常有扩张。

③肝内胆管结石 PTC 造影示肝内胆管部分不显影，肝管狭窄以上扩张，内有结石影，肝内胆管独支局限性扩张呈纺锤状。

【治疗】

（一）治疗原则

1. 胆囊结石：原则是手术切除病变胆囊。但在病情危急、一般情况极差时，可先行胆囊造瘘术，病情好转后再行胆囊切除。有胆总管检查指征时，应在胆囊切除同时行胆总管探查术。

2. 肝外胆管结石：原则上应手术治疗，尤其是急性发作期的重症患者或中毒症状明显者，应立即手术。手术方法有：胆总管切开取石、“T”管引流，胆总管切开取石同时行胆囊切除，胆管空肠 Roux-en-Y 吻合术。

3. 肝内胆管结石：一般较难通过手术取尽，且术后仍有结石再生的可能，故采用手术治疗、溶石治疗、中西医结合治疗相结合的方法。常用手术方法有：高位胆管切开取石术、内引流术和肝叶切除术。

第二十四节　急性胆囊炎

急性胆囊炎是一种常见病，因结石、细菌侵入等因素导致胆囊的炎症。

【发病机理】

（一）病因

急性胆囊炎的致病因素主要有三点：

1. 胆囊管梗阻：80%是胆囊结石引起的，其他的因素还有胆囊管扭转、狭窄和蛔虫堵塞等。当胆囊管梗阻后，胆汁浓缩，浓度高的胆汁酸盐会损害胆囊粘膜上皮，引起炎症变化。

2. 致病菌侵入：大多通过胆道逆行而入胆囊。也有自血循入侵。致病细菌主要为革兰阴性杆菌，如大肠杆菌、产气杆菌和绿脓杆菌等。如合并产气厌氧菌感染时，则会引起急性气肿性胆囊炎。

3. 创伤、化学刺激：一些急性胆囊炎发生于严重创伤和大手术后，胆囊收缩功能降低，胆汁淤积，胆汁酸盐浓度增高，刺激胆囊黏膜致病。胰液返流入胆囊，亦可引起急性非结石性胆囊炎。非结石性胆囊炎约占胆囊炎的2%～5%。

（二）病理生理

1. 急性单纯性胆囊炎：病变开始于胆囊管梗阻，胆囊内压升高，胆囊黏膜层充血水肿，渗出增加，为急性单纯性胆囊炎。

2. 化脓性胆囊炎：炎症继续发展，病变累及胆囊壁的全层，水肿增厚和血管扩张，浆膜也有纤维性和脓性渗出物，称为急性化脓性胆囊炎。

3. 急性坏疽性胆囊炎：如胆囊内压继续升高，压迫囊壁致血液循环障碍，引起组织坏疸，称为急性坏疽性胆囊炎。

如囊壁坏死穿孔，会导致胆汁性腹膜炎；胆囊穿孔的部位常在颈部和底部。急性胆囊炎时，胆囊内脓液可波及胆管和胰管，导致胆管炎和胰腺炎。

【临床表现】

（1）腹痛：常发生于进食油腻饮食后，表现为右上腹部剧烈绞痛，阵发性加重，疼痛可向右肩或背部放射，伴有恶心、呕吐和发热。

（2）全身中毒症状：患者出现右上腹部剧烈绞痛，阵发性加重后，如不及时治疗，病变继续发展，可形成胆囊坏死、穿孔，导致弥漫性腹膜炎，此时可出现寒战、高热等全身中毒症状。

（3）黄疸：感染严重时，部分患者因胆囊结石排入胆管引起胆管阻塞后所致。

【辅助检查】

1. 血常规：白细胞计数剧增。

2. B 超检查：显示胆囊增大，囊壁增厚，大部分病人还可见到胆囊结石影像。

【治疗】

手术是治疗急性胆管炎的主要手段。急性期如出现明显全身中毒症状、腹膜刺激症、黄疸加深者应紧急手术。对病史长、反复发作、胆道已有明显的器质性病变者，如结石性胆囊炎、较大的胆总管结石及原发性胆管结石、症状较重的肝内结石、复发性胆管结石伴有胆（肝）总管明显扩张及胆道感染合并有 Oddi 括约肌狭窄等，在急性症状控制后行择期手术。

胆总管探查引流术是治疗胆管结石的基本方法。其目的在于探查胆道通畅的情况，取出其中结石，冲洗胆道，T 管引流，消除胆道感染。胆总管探查的指征是：①有梗阻性黄疸病史；②慢性胆管炎，胆总管扩张达 1.0cm 以上，或胆管壁增厚者；③胆（肝）总管内有结石、蛔虫、肿瘤者；④胆道感染、胆管穿刺抽出的胆汁浑浊、呈脓性或有絮状物或有残渣者；⑤胆囊内有多数细小结石，有可能下移至胆总管者；⑥肝胆管结石；⑦胆囊与胆总管内虽无结石，但肝脏表面有炎性粘连，有扩张的小胆管，肝纤维组织增多，肝叶（段）有萎缩或肿大者；⑧慢性复发性胰腺炎，或全胰腺肿大变硬者；⑨静脉胆道造影有“滞留密度增加征”者。探查应仔细，防止遗漏病变，必要时，配合术中胆道造影或使用胆道镜。一般应切除胆囊，T 管内径宜大些，有利于小结石排出或术后进一步治疗。

第二十五节　急性梗阻性化脓性胆管炎

急性梗阻性化脓性胆管炎（AOSC）是胆道在完全梗阻基础上发生的急性化脓性炎症，是胆道疾患的一种严重并发症。

【发病机理】

（一）病因

急性梗阻性化脓性胆管炎是胆管完全梗阻和化脓性感染所致，是胆道感染疾病中的严重类型，亦称急性重症型胆管炎，此病在我国较多见。胆管结石是最常见的梗阻因素，其他还有肿瘤、炎性狭窄和蛔虫等。造成化脓性感染的致病细菌有大肠杆菌、变形杆菌、产气杆菌、绿脓杆菌等革兰阴性杆菌，厌氧菌亦多见；如混合感染时，病情更加严重。

（二）病理生理

基本病理变化是胆管完全梗阻和胆管内化脓性感染。梗阻部位可在肝外，亦可在肝内。梗阻后管腔扩张，腔内压力升高；滞留在胆管内的致病细菌繁殖生长。梗阻和感染使病情加剧，胆管壁充血、水肿、增厚，黏膜形成溃疡，管腔内充满脓性胆汁或脓液。胆管内压力升高至 1.96kPa（20cmH_2O），胆管内细菌和毒素即可逆行入肝窦，造成肝急性化脓性感染，肝细胞癌脓肿坏死，肝实质充血肿大，并发多发性胆源性细菌性肝脓肿。少数病人的脓性胆汁穿越破碎的肝细胞进入肝静脉，再进入肺内，导致肺内发生胆砂性血栓。由于大量细菌和毒素进入血内，进一步发展成革兰阴性杆菌脓毒症、感染性休克和多器官功能衰竭。

【临床表现】

（1）腹胀腹痛：急性梗阻性化脓性胆管炎起病急骤，突发剑突下或右上腹部顶胀痛或绞痛。

（2）全身中毒症状：如病情继续发展，可出现中毒性休克，体温 40％以上，脉搏细速，出冷汗，血压下降，全身发绀，神志淡漠，谵语，嗜睡甚至昏迷，严重者可在短期内死亡。

（3）患者可出现代谢性酸中毒。

【辅助检查】

1. 血常规：白细胞计数及中性粒细胞明显升高。

2. 血清 ALT、AST、AKP、GGT 升高，血胆红素升高，尿胆红素阳性。

3. 血气分析、血电解质：血氧分压明显下降，血钾低。

4. B 超检查：显示梗阻近侧扩张的胆管、梗阻的原因、梗阻的部位。

5. PTC 和 ERSP：明确诊断，可同时做 PTCD 或括约肌切开和置管引流以暂缓症状。

【治疗】

（一）治疗原则

1. 全身支持治疗：积极进行抗休克、抗感染及全身性支持治疗，纠正代谢性酸中毒，维持水、电解质、酸碱平衡。

2. 手术治疗：紧急行胆总管切开减压引流术，以解除梗阻，引流胆汁，达到减压和减轻感染的目的。

第二十六节　急性胰腺炎

急性胰腺炎是常见的急腹症之一。急性胰腺炎不仅是胰腺的局部炎症，而且是常涉及多个脏器改变的全身性疾病。

【发病机理】

（一）病因

急性胰腺炎的病因比较复杂，一般认为，胆汁和胰液逆流和胰酶损害胰腺组织在发病中起重要作用。常见的发病原因如下：

1. 胰液排出受阻和逆流

（1）胆石症、胆管炎、胆道蛔虫病等使胆道排空障碍，胆道压力增高，胆汁逆流入胰腺。

（2）暴饮暴食，引起 Oddi 括约肌痉挛，胰液分泌增加，导致胰液逆流。

（3）手术或检查器械损伤了十二指肠乳头，使胰液排空受阻，导致胰液逆流。以上因素均可引起急性胰腺炎，导致胰腺组织的损害。

2. 酒精中毒：酒精刺激胃酸分泌增多，胃酸在十二指肠刺激促胰液素和胆囊收缩素的分泌，促使胰液增多。酒精又可引起 Oddi 括约肌痉挛、水肿，均可使胰管引流不畅，胰管内压增高，破坏腺泡。此外，酒精对胰腺有直接毒性作用。

3. 其他：甲状腺功能亢进情绪激动可使 Oddi 括约肌功能失常。药物如利尿剂、雌激素、免疫抑制剂也可诱发本病。

除上述明确原因外，有一些胰腺炎找不到原因，即称特发性胰腺炎。

（二）病理生理

上述病因造成胰液分泌增加，引流不畅，胆汁逆流入胰腺，激活了胰酶，从而发生“自体消化”。由于胰蛋白酶原变为蛋白酶，继而激活其他多种胰酶，如磷脂酶A使卵磷脂变为溶血卵磷脂；

弹力纤维酶使血管壁损害；胶原酶使胶原纤维溶解；脂肪酶使中性脂肪分解等，从而导致胰腺出血坏死；胰液广泛侵袭腹腔使腹腔出现血性腹水，大量胰酶被腹膜吸收入血，使血淀粉酶和脂肪酶升高。大量胰酶入血后可通过激活体内活性物质以及它本身的作用，导致肝、肾、心、脑等器官的损害，引起多系统器官功能衰竭。

程度不同的水肿、出血和坏死是急性胰腺炎的基本病理改变。

1.水肿性胰腺炎：胰腺呈局限性或弥漫性水肿，腺体增大变硬，被膜紧张充血。显微镜下可见腺泡和间质水肿，炎性细胞浸润，伴有轻度出血及局灶性坏死。及时解除病因，炎症较易消退。

2.出血性和坏死性胰腺炎：胰腺发生严重的自身消化，导致胰腺出血和坏死。胰腺除有水肿外，被膜下有出血斑或血肿，腺体可见大片出血、坏死灶，呈深红色、黑色或黑绿色；严重者整个胰腺变黑，失去腺体轮廓。腹腔内有血性腹水或血性混浊渗液，伴有恶臭；大网膜、肠系膜、腹膜后的脂肪组织坏死溶解。出现皂化斑；浆膜下多处出血斑或血肿，甚至胃肠道出血。

出血性和坏死性胰腺炎可继发多种并发症。最常见的并发症是休克，继之有呼吸衰竭、循环衰竭、肾功能衰竭和中毒性脑病。

【诊断要点】

1.病史

（1）腹痛：是最主要的症状（约95%的病人有腹痛）多为突发性上腹或左上腹持续性剧痛或刀割样疼痛，上腹、腰部呈束带感。常在饱餐或饮酒后发生，伴有阵发加剧，可因进食而加重，可波及脐周或全腹。常向左肩或两侧腰背部放射。

（2）恶心呕吐：多数病人有此症状，发作频繁，早期为反射性。晚期由麻痹性肠梗阻引起。

（3）腹胀：在重症者由于腹腔内渗出液的刺激和腹膜后出血引起；麻痹性肠梗阻可致肠道积气、腹腔积液而引起腹胀。

（4）黄疸：约见于20%的病人，于病后1～2d出现不同程度的巩膜或皮肤黄染。

（5）发热：多为中度热：38～39℃，一般3～5d后逐渐下降。

（6）手足搐搦：为血钙降低所致。

（7）休克：多见于重症胰腺炎。严重者出现发绀、呼吸困难，谵妄、昏迷、脉快、血压下降，无尿、BUN>100mg / dl、肾功能衰竭等。

可出现心衰、肺衰、肾衰等并发症的表现。

2.查体

（1）腹部压痛及腹肌紧张：在上腹或左上腹，由于胰腺位于腹膜后，故一般较轻，轻型者仅有压痛，不一定有肌紧张，部分病例左肋脊角有深压痛。重症者腹内渗出液多时，则压痛、反跳痛及肌紧张明显，范围亦较广泛，但不及溃疡穿孔那样呈“板状腹”。

（2）腹胀：重症者因腹膜后出血、渗出液刺激内脏神经引起麻痹性肠梗阻，使腹胀明显，肠鸣音消失，呈现“安静腹”。渗出液多时可有移动性浊音，腹腔穿刺可抽出血性液体，其淀粉酶含量甚高，对诊断很有意义。

（3）腹部包块：部分重症病人由于炎症包裹粘连，渗出物积聚在小网膜囊，或脓肿形成，或发生假性胰腺囊肿，在上腹部可扪及界限不清的压痛性包块。

（4）皮肤瘀斑：部分病人脐周皮肤出现蓝紫色瘀斑（Cullen征）或两侧腰部出现棕黄色瘀斑（Grey—Turner征），此类瘀斑在自然光下才能见到，故易被忽视。系胰酶穿过腹膜、肌层进入皮下引起脂肪坏死所致，是重症的表现。

3.辅助检查

（1）实验室检查：白细胞计数一般为（10～20）$\times 10^9$ / L，如感染严重则计数更高，并出现明显核左移。部分病人尿糖增高，严重者尿中有蛋白、红细胞及管型。血清淀粉酶：24h内可被测得，升高>500U / dl（正常值40～80U / dl），1周内可降至正常。尿淀粉酶：升高稍迟（正常值80～300U / dl），持续时间比血清淀粉酶长。血清脂肪酶：明显升高（正常值23～300U / dl）。血清淀粉酶同工酶：升高。血清钙：正常值不低于2.12mmol / L(8.5mg / dl)。在发病后2d血钙开始下降，以4～5d后为显著。

(2)X线检查：腹部可见局限或广泛性肠麻痹（无张力性小肠扩张充气、左侧横结肠扩大积气）。小网膜囊内积液积气。胰腺周围有钙化影。还可见膈肌抬高，胸腔积液，偶见盘状肺不张，出现 ARDS 时肺野呈“毛玻璃状”。

（3）超声与 CT：均能显示胰腺肿大，渗液的多少与分布，对假性胰腺囊肿、脓肿也可显示。

【鉴别诊断】

应与急性胆囊炎、胆石症、溃疡性穿孔、急性肠梗阻及冠心病等相鉴别，依据诸病各自的特点与本病比较即可加以区别。

【治疗】

1. 非手术治疗

（1）禁食和胃肠减压：持续胃肠减压，可抽出胃液，减少胃酸刺激十二指肠，减少促胰液素、缩胆囊素等的释放，使胰液分泌减少，胰腺得到休息，并可防治麻痹性肠梗阻。

（2）输液、补充热量、营养支持：维持水、电解质平衡，纠正低血钙、低血镁、酸中毒和高血糖等。

（3）解痉止痛：诊断明确时给予止痛药，同时给予解痉药。禁用吗啡止痛，因其可导致 Oddi 括约肌痉挛。

（4）应用抗生素：胰腺出血坏死和组织蛋白分解产物是细菌繁殖的良好培养基，故在重症病例中尤应尽早使用抗生素，可起到预防继发感染及防治并发症等作用。

（5）胰酶抑制药：①生长抑素疗效较好，有条件者应常规使用；②抑肽酶具有抗蛋白酶及胰血管舒缓素的作用；③给予 Hz 受体阻滞药如西咪替丁可间接抑制胰腺分泌。

（6）中药治疗：呕吐基本控制后，经胃管注入中药，常用复方清胰汤加减：银花、连翘、黄连、黄芪、厚朴、枳壳、木香、红花、生大黄（后下）。酌情每日 3～6 次。注入后夹管 2h。呕吐不易控制者也可用药物灌肠。

2. 手术治疗适应证　①重症胰腺炎伴严重休克，弥漫性腹膜炎，腹腔内渗液多，肠麻痹，胰周脓肿及腹腔大出血者；②胆源性胰腺炎，或合并胆源性败血症者；③病情严重，非手术治疗无效，高热不退及中毒症状明显者；④上腹外伤，疑有胰腺损伤者，应立即手术探查；⑤多次反复发作，证实十二指肠乳头狭窄或胰管狭窄及结石者；⑥并发脓肿或假性胰腺囊肿者。

第二十七节　下肢静脉曲张

下肢静脉曲张是一种常见病，多见于长期从事体力劳动或站立工作的人，女性发病多于男性。以青壮年发病率较高，严重患者常伴有小腿皮肤炎症、浅静脉炎或经久不愈的顽固溃疡等合并症，直接影响患者生活及工作。

【发病机理】

（一）病因

1. 遗传因素：静脉壁软弱、静脉瓣缺陷。

2. 浅静脉内压升高：血柱的重力、长期站立工作、重体力劳动、妊娠、慢性咳嗽、习惯性便秘等因素。

（二）病理生理

由于以上因素作用使瓣膜所受压力过大，逐渐松弛，影响下肢静脉血液回流，使静脉壁扩张、近端静脉瓣膜关闭不全产生血液倒流，血液倒流又逐渐破坏近端浅静脉的瓣膜，最终导致下肢静脉曲张。

【诊断要点】

1. 症状单纯性下肢静脉曲张的发生，常与职业因素有关，多见于经常从事站立工作者。早期轻度下肢静脉曲张，可无明显症状。静脉曲张较重时，患者在站立稍久后，病肢有酸胀、麻木、困乏、沉重感，容易疲劳，平卧休息或抬高患肢后，上述症状消失。患者站立时，病肢浅静脉隆起、扩张、纡曲甚至卷曲成团，一般小腿和足踝部明显，常无肿胀。若并发血栓性浅静脉炎，局部疼痛，皮肤红肿，局部压痛，曲张静脉呈硬条状。血栓机化及钙化后，可形成静脉结石。病程长、静脉曲张较重者，足靴区皮肤可出现萎缩、脱屑、色素沉着、湿疹及慢性溃疡。静脉曲张可因溃疡侵蚀或外伤而破裂，可发生急性出血。

2. 查体

（1）大隐静脉瓣膜及大隐静脉与深静脉间交通支瓣膜功能试验（Trendelenburg 试验）：病人仰卧，患肢抬高，使曲张静脉空虚，在大腿上 1 / 3 处扎一根橡皮止血带，阻止大隐静脉血液倒流。然后让患者站立 30s，松解止血带，密切观察大隐静脉曲张的充盈情况：①松解止血带前，大隐静脉空虚。当松解止血带时，大隐静脉立即自上而下充盈，提示大隐静脉瓣膜功能不全，而大隐静脉与深静脉之间的交通支瓣膜功能正常。②在松解止血带前，大隐静脉已部分充盈曲张，松解止血带后，充盈曲张更为明显，说明大隐静脉瓣膜及其与深静脉间交通支瓣膜均功能不全。③未松解止血带前，大隐静脉即有充盈曲张，而松解止血带后，曲张静脉充盈并未加重，说明大隐静脉与深静脉间交通支瓣膜功能不全，而大隐静脉瓣膜功能正常。

（2）小隐静脉瓣膜及小隐静脉与深静脉之间交通支瓣膜功能试验：除止血带扎于小腿上端外，试验方法与上述试验相同，结果及意义相似。

（3）深静脉通畅试验（Perthes 试验）：病人站立，在患肢大腿上 1 / 3 处扎止血带，阻断大隐静脉向心回流，然后嘱患者交替伸屈膝关节 10～20 次，以促进下肢血液从深静脉系统回流，若曲张的浅静脉明显减轻或消失，表示深静脉通畅；若曲张静脉不减轻，甚至加重，说明深静脉阻塞。

3. 辅助检查

（1）下肢静脉造影：目前已经不作为常规应用。

（2）下肢静脉超声检查：可以明确深静脉的通畅程度，是手术前必须做的检查项目，单纯体格检查所做的深静脉通畅试验有时并不能完全明确深静脉的实际情况。

【鉴别诊断】

除单纯性下肢静脉曲张外，深静脉回流受阻或瓣膜功能不全，以及其他病变等皆可引起下肢浅静脉曲张。因此，必须注意与下列疾病鉴别：

1. 原发性下肢深静脉瓣膜功能不全　多发生在股静脉或腘静脉，主要病变为瓣叶的游离缘松弛下垂，合拢时留有漏斗形间隙，使血液向远侧逆流。其特点：①患肢有较严重的重垂不适及肿胀，行走时因瓣膜失去单开放功能而症状加重，只有在平卧时才能缓解；②因早期破坏小腿交通支静脉瓣膜，常迅速出现皮肤营养不良性变化；③小隐静脉瓣膜破坏远比单纯性下肢静脉多见。

2. 下肢深静脉血栓形成　主要为下肢深静脉回流障碍，待病程进入后期，血栓机化而完全再通后，也可变为深静脉逆流性病变。浅静脉曲张多为代偿性表现，下肢肿胀，酸胀不适，常在短期内即出现踝部交通支瓣膜功能不全，迅速出现皮肤营养不良性改变。颈深静脉血栓形成的闭塞期，深静脉通畅试验阳性，静脉压升高，运动后更加明显。血栓再通后，深静脉通畅试验也可阴性，与原发性深静脉瓣膜功能不全表现相似。若鉴别诊断仍有混淆，可行静脉造影检查确定。

3. 动、静脉瘘　常有明显的浅静脉曲张，后天性动静脉瘘多由创伤引起，有受伤史，局部可扪及持续性震颤，听诊可闻及连续性杂音；先天性动静脉瘘病人的患肢常较健肢明显增长、粗大。动静脉瘘无论先天性或创伤性，静脉内因有动脉血灌注，体表温度升高，静脉压明显升高，抬高患肢后，不如单纯性浅静脉曲张容易瘪缩，穿刺静脉时为鲜红色氧合血。

【治疗】

1. 手术疗法　为最常用的方法。凡有临床症状、中度或重度静脉曲张、下肢浅静脉瓣膜和（或）深浅静脉间交通支瓣膜功能不全及检查确证深静脉通畅者，只要年龄不过大、体质不太差，均宜施行手术治疗。

手术方法有：①大（小）隐静脉高位结扎术，适用于大（小）隐静脉瓣膜功能不全，而大（小）隐静脉与深静脉间交通支瓣膜功能正常者；②交通支结扎术，适用于大（小）隐静脉与深静脉间交通支瓣膜功能不全，而大（小）隐静脉瓣膜功能正常者；③大（小）隐静脉剥脱术，临床最为常用，适用于大（小）隐静脉瓣膜功能不全，以及大（小）隐静脉与深静脉间交通支瓣膜功能也不全者。分高位结扎静脉、剥脱曲张静脉和结扎切断交通支三个步骤。单纯大（小）隐静脉瓣膜功能不全，从理论上讲，单纯高位结扎并结扎其分支，即可阻断深静脉血的倒流，使曲张静脉消失，达到治疗目的。但由于浅静脉曲张后，静脉壁已失去弹性，站立时下肢血液仍能使曲张的浅静脉充盈，因而单纯高位结扎术后效果不好，仍应行剥脱术。术后用弹力绷带或弹力袜，以防止剥脱部位出血；床尾抬高 15～20cm，使平卧位时下肢略高于心脏平面，有利于下肢静脉的回流；鼓励及早作床上活动，使深静脉血受肌肉泵挤压而加速回流，有利于防止深静脉血栓形成。

2. 注射疗法　将硬化剂注入曲张的静脉内，使静脉内膜发生无菌性炎症反应，血管腔粘连闭塞，曲张静脉变成硬索条状物。适用于局限性静脉曲张而瓣膜功能健全及术后残留的曲张静脉。常用的硬化剂有 5%鱼肝油酸钠、酚甘油溶液及 50%葡萄糖等。患者取斜卧位，使曲张静脉充盈，选用细针穿刺，穿入静脉后，患者平卧，在穿刺点上下各用手指压迫，使穿刺的静脉段处于空虚状态。注入硬化剂 0.5ml 后，持续手指压迫 1min，然后局部换用卷起的纱布垫压迫。1 次注射不超过 4 处。整个下肢自踝至注射处近侧，用弹力绷带包扎或穿弹力袜后，立即开始主动活动。维持弹力织物压迫时间不少于 6 周。

3. 弹力袜压迫疗法　适用于范围小、程度轻又无症状者；妊娠期妇女；全身情况很差，重要生命器官有器质性病变，估计手术耐受力很差者。小腿医用弹力袜具有良好的弹性，可使主要位于小腿的曲张静脉，特别是足靴区内踝和外踝的浅静脉，都能受到有效的压迫。

4. 激光治疗　是一项新型微创门诊治疗静脉曲张的技术。

【并发症及处理】

单纯性下肢静脉曲张，病变较重且长期未接受治疗者，可发生以下并发症：

1. 血栓性静脉炎　曲张静脉内的血流缓慢，易发生血栓性静脉炎。表现为局部疼痛，静脉表面皮肤潮红、肿胀，静脉呈索条状、压痛，范围较大者可发热。治疗应抬高患肢，局部热敷或理疗，穿弹力袜，全身使用抗生素。治疗期间，若发现血栓扩展，有向深静脉蔓延趋向者，应施行高位结扎术。待炎症消退后，经适当准备，再行手术，切除受累静脉，而且能解决浅静脉曲张的根本问题。

2. 湿疹　多位于足靴区，严重瘙痒，局部渗液，易继发葡萄球菌或链球菌感染。治疗应保持局部清洁和干燥，可用 1：5 000 高锰酸钾溶液冲洗；局部避免药物刺激，敷料只用盐水、凡士林油纱布或干纱布；广谱抗生素控制感染；外用弹力绷带或穿弹力袜控制静脉高压。

3. 慢性溃疡　为最常见的并发症。多发生在小腿下端前内侧和足踝部，溃疡肉芽苍白水肿，表面有稀薄分泌物，周围皮肤色素沉着，有皮炎和湿疹样变化，有时呈急性炎症发作。治疗宜控制感染和改善静脉高压。应用等渗盐水或 3% 硼酸溶液湿敷，局部应用高压氧，抬高患肢，缠扎小腿弹力绷带或穿弹力袜，急性炎症加用抗生素，可使溃疡缩小或愈合。若溃疡病程长，面积大，瘢痕多而且底面纤维化，溃疡难以愈合，应手术切除溃疡，进行植皮，覆盖创面，并结扎和切断功能不全的交通支。待创面愈合后，即应做正规的手术治疗。

4. 急性出血　由曲张静脉破裂引起，因静脉压力较高，静脉壁又无弹性，出血很难自行停止，必须紧急处理：抬高患肢，加压止血，如有明显破裂的静脉清晰可见，可予缝扎止血。以后再做择期手术治疗

第十章 泌尿外科疾病

第一节 肾损伤的现代治疗

肾脏位于腹膜后间隙，后面有腹大肌、腹方肌和胸廓软组织，外侧有 10～12 肋骨，前侧有腹膜及腹腔脏器，这些解剖结构使一肾脏受到保护。肾脏外面的 Gerota 氏筋膜所包围的肾周脂肪囊，有缓冲外来暴力的作用，同时肾脏本身有一个锥体上下的活动度，所以轻度外力，肾脏不易受损。但是，下肋缘是一个危险的保护物，由于游离的第 12 肋骨可在冲击下挫伤，甚至刺破其下方的肾脏。肾血流量占心排出量的 1/4，每分钟有 1 200 1 500ml 血液通过双肾。因其血循环丰富，故肾挫伤或裂伤也容易愈合。肾损伤多见于成年男性，其发病率国内外尚无确切资料报告。

【病因】

（一）开放性损伤（穿透伤）

多因枪弹、爆炸和刀刺致贯穿伤，且多合并胸、腹腔脏器及脊椎损伤。

（二）闭合性损伤（钝挫伤）

1. 直接暴力　致伤原因以撞击为主，其次为跌落。交通事故、暴力直接打击，挤压肾区，常伴有胸 12～腰 3 脊椎骨折、横突和 / 或 10～12 肋骨骨折，肾脏撞击到肋骨或脊椎受到损伤，或骨折断端刺伤肾脏。

2. 间接暴力　病人自高处跌落，双足或臀部着地，剧烈震动而间接损伤肾脏，可发生肾实质损伤或肾蒂撕裂伤。当身体突然旋转或强烈的肌肉收缩，亦可发生肾损伤，此类损伤以镜下血尿多见，即所谓运动性血尿，右肾多见。

3. 自发性肾破裂　肾脏在病理条件下，如积水、肿瘤（特别是血管瘤）、多囊肾，结核等。当肾体积增加到一定程度，实质变薄，轻微外伤或体力劳动时可发生破裂。

4. 医源性损伤

（1）肾脂肪囊封闭疗法，穿刺超过脂肪囊刺入肾脏，针尖划破肾实质，造成肾周血肿，甚至尿外渗。

（2）经皮肾穿刺造瘘，活检，囊肿抽液或顺行尿路造影，可发生肾周血肿、尿外渗，动静脉瘘，假性动脉瘤或肾裂伤。

（3）肾开放性手术取石，钳夹肾盏内结石，误将。肾乳头钳破撕裂，可发生出血，甚至被迫切除肾脏。

（4）逆行肾盂造影：由于导管过硬或插得过深，可穿破肾盂、肾实质，甚至肾被膜。

【病理及分类】

（一）开放性损伤

如弹片伤对肾脏破坏严重，常是毁损性的多发性裂伤，伤员常来不及抢救，死于大出血；枪弹穿透肾脏，可形成圆形穿孔、裂伤或碎裂伤，易发生继发性出血；刀刺伤裂口较整齐，出血不多且容易自行愈合，如无合并伤不一定需要手术探查。开放性肾损伤较闭合性损伤易发生肾蒂损伤。

（二）闭合性损伤

分类方法较多，根据损伤程度不同可出现下列病理改变：

1.肾挫伤（工类伤）　最为常见，约占85%左右，仅肾实质内有出血或小裂伤、小血肿，肾被膜和肾盂黏膜无撕裂，临床症状轻，可有腰痛和血尿，约有半数为镜下血尿，持续2～5d消失。IVP及B超检查往往无形态上改变。

2.肾部分裂伤　亦称破裂伤（Ⅱ类伤）占10%左右，肾实质破裂合并肾盂黏膜或肾包膜破裂。肾盏或肾盂黏膜裂伤，肉眼血尿严重，可有小血块排出，肾包膜裂伤可有尿外渗及肾周血肿，腰部可出现肿块。血尿一般10d左右停止。IVP：延迟显影，肾盏变形。

3.肾全层裂伤　又称肾碎伤（Ⅲ类伤）占3%左右，肾实质、肾盏、肾盂及肾包膜均有破裂。伤情严重，几乎都有合并伤和休克，肾内、外出血多，血尿严重持续时间长，腰部有肿块。IVP不显影或偶见断续的肾盏，有明显的造影剂外溢现象。

4.肾蒂伤（Ⅳ类伤）　占2%左右，肾蒂可穿孔、断裂、侧面撕裂、血管内膜破裂形成血栓。肾蒂伤以出血为主，常因出血性休克不能及时抢救而死亡。可同时伴有合并伤、休克、腰部肿块或肾实质、肾盂破裂。肾蒂伤无血尿者将近半数（23.8%～65%）。IVP。肾影变淡，肾盏多不显影。动脉造影可确诊。

其他分类法：Kuzmarov（1981）分为轻度伤，包括挫伤及裂伤，占91.2%；重度伤，包括碎裂伤和肾蒂伤，占8.8%。Peterson（1978）分为：①轻度伤，挫伤及小的裂伤，占70%；②中度伤，裂伤，占20%；③重度伤，碎裂伤及。肾蒂伤，占10%。

【临床表现】

1. 休克　肾损伤出现休克，多提示损伤严重或同时合并其他内脏损伤，休克发生率一般为20%左右；伤后数日出现休克，表示有继发性或反复性出血。在儿童损伤中，迟发性休克较常见，应注意仔细观察。

2. 血尿　血尿是肾损伤最常见最重要的症状。其发生率为80%～100%，肉眼血尿为70%左右，如损伤不重，血尿可逐渐减轻，数日内自行停止，但血尿的程度与。肾损伤的轻重及肾出血的多少不平行，没有血尿不能说明没有损伤。约50%左右肾蒂伤无血尿，由于大量的出血可流入肾周而不经输尿管顺流而下。肾盏撕裂伤，虽伤情不重，亦可出现较大量血尿。

3. 疼痛　多数病人有双侧腰部或上腹部疼痛，有压痛或叩击痛。严重损伤可有腰部肌肉紧张或强直；合并腹腔脏器伤者，可出现腹膜刺激症。当肾周血肿和尿外渗时，除肾区叩痛外，常出现腹胀、腹痛及腹肌紧张。血尿伴有血块可出现肾绞痛。

4. 腰腹部肿块　由肾周血肿和/或尿外渗引起，如后腹膜有较大肿块时，可出现腹膜刺激症，这是肾损伤严重的症状之一，应注意观察。当严重腰肌挫伤，肌肉紧张可误诊为肿块，应注意区别。

5. 合并伤　在合并伤中，腹部脏器伤占半数，以肝脾伤最常见，消化道损伤亦不少见，其次为骨骼系统的各种骨折以及脑、胸部损伤。肾损伤合并多器官损伤时，可出现MOF，一旦发生，死亡率极高。

6. 发热　尿外渗继发感染，可出现发热及全身中毒症状。

【诊断】

肾损伤的诊断，一般根据损伤病史、临床症状及体征，结合化验及影像学检查即可确诊。诊断中要明确肾损伤的程度，对侧肾功能及有无合并其他脏器损伤，以便做出合理的处理。

（一）实验室检查

常规进行血和尿的检查，必要时需多次重复。血尿的增减一般能代表肾脏出血是在进行或逐渐停止。如出现血红蛋白的急剧下降，说明肾出血严重；白细胞增多揭示并发感染。血清碱性磷酸酶在伤后数小时内可增高，对诊断有一定帮助，但临床较少实用。

（二）影像学检查

判断肾损程度（分类）及了解对侧肾脏情况，以决定治疗措施是必不可少的检查方法。切勿仅根据损伤较重，大量血尿，贸然进行肾探查或。肾切除。

1. X线检查

（1）尿路平片（KUB）：如肾影增大，提示有肾包膜下血肿；肾影增大且边缘不清，腰大肌阴影消失及脊柱弯向伤侧，暗示肾周围有血肿及尿外渗。同时行胸、腹部照片还可发现有无肋骨骨折、血气胸、脊柱骨折或异物。

（2）静脉尿路造影（IVP）：疑有肾损伤，只要病情允许，都应做此项检查，这对肾损伤的分类有很大的帮助。该检查不仅能确定肾损伤的程度及范围，还能了解对侧肾脏的情况。轻度肾挫伤，IVP正常；肾的中度及重度损伤，可见造影剂在肾内呈不规则停留，显影延迟，肾盏被挤压变形或中断，并见造影剂外渗到肾周组织；肾盂内有血块时，可显示充盈缺损；极重的肾损伤，肾显影极为模糊或完全不显影。

（3）肾动脉造影：可显示肾血管的分布状态。对疑有肾蒂伤，或IVP肾不显影，或持续性、延迟性，复发性肉眼血尿时可采用此项检查。不宜用于危重病人，不作为常规检查。

肾动脉造影可以确诊肾蒂伤，也可显示深的肾裂伤及碎裂伤，可达到解剖学诊断；但有时对手术不能提供可靠的依据。wein(1975)19例肾动脉造影，仅7例（37%）对决定手术有帮助。

目前CT和/或放射性核素肾扫描已有代替肾动脉造影的趋势。

2. CT　CT比大剂量IVP要准确得多，特别是肾周血肿和尿外渗。对肾挫伤、裂伤及肾内血肿的准确性达到98%以上，可以纠正IVP过高的判断伤情。CT对肾损伤分类较准确，可指导治疗方法的选择。危重病人CT应是首选的检查方法，并可同时发现合并伤的存在。当前，CT在我国基层医院尚未普及且费用昂贵，IVP仍是常用的检查方法。

3. B超　不能查出肾挫伤及裂伤，严重。肾损伤时无正常肾脏图像，最有诊断价值的是肾周血肿、尿外渗或尿性囊肿。

（三）放射性核素肾扫描

对肾蒂伤有诊断价值。轻度肾损伤，扫描无明显改变；中度损伤时，核素浓度减少；严重的肾损伤，核素浓度明显减少或缺如。

【鉴别诊断】

肾损伤最常见的合并伤是腹、胸部损伤及各种骨折，腹部脏器损伤最常见，其次为胸部损伤，脊柱骨折、横突骨折和10～12肋骨骨折。对肾损伤病人应全面系统地检查和密切观察，以明确有无合并伤的存在，这对选择治疗方案有指导意义。

【治疗】

肾损伤的治疗目的是，最大限度地保存具有功能的肾组织。肾血循环非常丰富，因此有巨大的应变能力、代偿功能和修复能力，在出血停止后常可自行愈合；同时肾损伤的本身很少危及病人生命（Pryor，1975）。临床应根据伤员的一般情况，肾损伤的程度及是否合并其他脏器损伤而决定治疗措施。

（一）非手术治疗

85%～90%肾挫伤及裂伤可用保守方法治愈。实践证明，肾挫伤即轻度伤占85%左右，用非手术治疗已为临床医生所公认；肾碎裂伤或肾蒂伤（即重度伤）占5%左右，应当用手术治疗。肾裂伤即中度伤占10%左右，在治疗上是有争论的，少数人认为手术探查可减少并发症及后遗症，多数人认为在严密观察下行保守治疗是可行的。

1.休克的处理　轻者经输液及一般治疗即可逐渐好转。对危重病人应及时进行输液、输血等抗休克治疗，然后再根据病情做进一步处理。

2.观察治疗适用于闭合性肾挫伤或。肾部分裂伤病人。对于腰背部刺伤后出血不多，无合并伤，未伤及肾蒂者亦可行观察治疗。

（1）绝对卧床休息至少2周。

（2）输液、止血、抗感染及对症治疗。

（3）连续观察对比尿液变化情况，直至肉眼血尿停止。

（4）测量呼吸、脉搏、血压、血红蛋白及红细胞压积。

（5）注意腰部肿块的变化。

（二）手术治疗

肾损伤的手术治疗包括切开引流、止血修补、肾部分切除术、血管重建、肾离体修复术和肾自体移植术，有时附加带蒂大网膜包肾和肾造瘘术。肾碎裂伤和肾蒂伤无法修复而对侧肾正常，可行。肾切除术。

1.手术指征　①开放性。肾损伤，尿道进出口较大且有合并伤者；②肾损伤伴休克，经输血输液后仍无好转，应在抗休克的同时做急诊手术；③IVP肾不显影，经CT或肾动脉造影发现肾损伤，肾大片缺血可能为碎裂伤者；④肾损伤合并有其他内脏损伤；⑤肾周包块逐渐增大；⑥大量肉眼血尿，经 24～48h 治疗后仍无好转，以及血红蛋白明显下降者。

2. 手术方法

（1）肾周引流：适用于贯穿性肾损伤、血肿及尿外渗形成感染者。

（2）肾裂伤修补术：肾裂伤范围较局限，可行局部缝合术；裂口很大或很深，可用吸收性明胶海绵、带蒂大网膜、肌肉糜或邻近脂肪组织填入裂伤部，以细肠线间断褥式缝合肾皮质。对多发裂伤，难以将裂口逐一缝合且必须保留肾脏时，可用铬制肠线编结的网套紧束肾脏而达止血目的；或在止血缝合后，用带蒂大网膜包裹肾脏，既有止血作用，又不会产生瘢痕挛缩造成肾缺血。

（3）肾部分切除术：限于肾上腺或下极损伤，缝合十分困难，无法修补者。

（4）肾蒂伤：可用大隐静脉或脾动脉进行血管重建术。如手术效力不好，可行肾离体手术，然后行肾自体移植术。肾蒂伤约有半数需行肾切除术，肾蒂伤死亡率为 12%～42%，半数死于合并伤。

（5）肾切除术：严重肾裂伤无法修补或肾蒂伤时，可行肾切除术，但术前必须了解对侧肾功能。对侧肾脏情况不明时，可将双侧输尿管暂时夹闭，静脉注入亚甲蓝，5～10min 后膀胱内尿液呈蓝色者，表示对侧肾功能正常。

（6）电视腹腔镜肾切除术：1990 年 6 月美国 Clayman 首先用腹腔镜完成肾切除术，并于同年 9 月底在华盛顿世界腔内泌尿外科学术会议上报告。之后，日本相继开展。1992 年国内泌尿外科开始应用腹腔镜技术，目前腹腔镜应用的范围和成绩已和国外基本同步。我国泌尿外科工作者已可用腹腔镜进行肾切除、肾上腺切除、肾盂与输尿管切开取石、肾囊肿切除、膀胱切除、盆腔淋巴结清扫、精索静脉结扎等手术。国内那彦群、郝金瑞报告 1992～1995 年应用腹腔镜切除肾囊肿 31 例；四川德阳市电视腹腔镜手术治疗中心（什邡市第二人民医院）曾祥武、胡道清等自 1992 年 9 月以来，在应用腹腔镜技术进行胆囊切除术的基础上，经动物实验和临床研究，至 1995 年已成功地用腹腔镜行肾切除术 10 例。陈建国、陆曙炎等于 1995 年 7 月至 1996 年 1 月用腹腔镜经腹膜后途径行肾盂、输尿管取石 12 例，均获成功。所报告用腹腔镜肾切除病例，仅适用于因良性疾患需行。肾切除者，如各种原因所致的肾萎缩（小肾）、丧失机能的肾积水、多囊肾等。对于需手术切。肾的肾肿瘤、肾结核，以及重度肾损伤或需行修补缝合的肾裂伤、肾蒂伤等是否可用腹腔镜手术完成，目前未见病例报告，有待继续研究探讨。

【预后】

（一）死亡率

国内资料为1.6%～4.8%，国外为6.5%～10%。几乎所有死亡与合并伤有关，主要为急性失血来不及抢救，或在急诊手术中死亡。肾蒂伤所致大出血是肾损伤死亡的主要原因。

（二）并发症或后遗症

1.并发症　肾挫伤和裂伤愈合后，在形态和功能上可完全恢复正常；而碎裂伤或肾蒂伤经修复愈合，可能出现并发症。病人出院6～12个月后应复查血压、尿常规及IVP。

可出现的并发症：肾盏变形、肾积水、肾周及肾内钙化、肾结石、肾囊肿、肾盂炎、瘢痕肾、肾周尿性囊肿等。

2.肾损伤后高血压

（1）暂时性高血压：常被临床医师忽视。由于肾血管灌注量减少及肾实质受压致肾缺血所引起。一般在伤后2d血压逐渐升高，经过12～50d下降到正常。经临床研究，证明是肾素-血管紧张素系统活性增高所致。

（2）持续性高血压：常由肾周血肿、肾包膜下血肿的机化，肾实质内广泛瘢痕形成，肾内假性动脉瘤、动静脉瘘，以及肾动脉及其分支狭窄等致肾缺血，肾素-血管紧张素系统活性增加而发生继发性持续性高血压。

肾损伤后高血压的发病率，文献报告为0～55%，此种高血压发病时间自伤后37d到15年不等，一般为3～5年。

3.肾损伤后高血压的治疗　如为瘢痕肾引起，以肾切除术疗效最佳。肾动脉狭窄者，可用肾离体手术及肾自体移植术或经皮肾动脉腔内扩张术（PTA）。非手术治疗可用维生素C或卡托普利等药物控制。

第二节　大量血尿

血尿即尿中带血。正常人尿镜检每高倍视野可见到0～2个红细胞，离心后每高倍镜视野红细胞如超过2个，即为不正常。血尿程度决定于尿内出血量多少。出血多时，血尿肉眼可见，称为肉眼血尿。如在短期内持续大量排出深色或血样尿，甚至排出血块，属大量血尿。大量血尿不仅可造成失血，还给病人精神上增加很大的压力；尤其对大量无症状性血尿，更要怀疑泌尿器官有恶性肿瘤的可能。为此，必须采取各种方法，争取尽早得出正确的诊断，采取及时有效的治疗措施。

【病因】

（一）泌尿系统疾病

1. 炎症　非特异性炎症，如急性肾盂肾炎、膀胱炎、后尿道炎等；特异性炎症，如泌尿系结核等，均可造成泌尿器官直接损害，引起血尿。

2. 肿瘤　肾、输尿管、膀胱的良恶性肿瘤，由于肿瘤组织的糜烂破溃产生血尿。

3. 梗阻　肾积水、肾下垂、输尿管或尿道狭窄、前列腺增生症等，使长时期尿流受阻，可继发梗阻以上尿路积水、感染而导致血尿。

4. 结石　泌尿系结石，长时间存在于尿路，可造成机械性损伤，引起血尿。

5. 损伤　肾、膀胱、尿道的外伤，泌尿系统手术后，ESWL 术后，腔内泌尿外科诊疗操作造成的损伤，均可引起血尿。

6. 物理、化学因素及药物所致血尿　如物理因素所致的放射性肾炎、膀胱炎；化学物质，如氯化汞、四氯化碳、乙二醇铋制剂等；药物如磺胺类、抗生素（氨基糖苷类）、抗凝药（肝素、双香豆素等）、阿司匹林、非那西丁、水杨酸钠、盐酸氯胍，以及静脉大量输注甘露醇等，都可造成泌尿器官的直接损害，而产生血尿。

7. 其他　先天性多囊肾、肾血管瘤、特发性肾出血以及膀胱尿道异物等，也可发生血尿。

（二）全身性疾病

1. 血液疾病　如过敏性紫癜、血小板减少性紫癜、血友病、再生障碍性贫血、维生素 K 缺乏症等，影响凝血机制，导致出血时间延长及血块退缩不良，可发生泌尿器官黏膜出血。

2. 心血管疾病　肾动脉栓塞（多见于亚急性心内膜炎）、充血性心力衰竭引起的肾淤血及肾动脉硬化等，可引起肾小球缺血性损害而导致血尿。

3. 感染肺寄生虫病　败血症、流行性出血热、钩端螺旋体病、丝虫病等，可导致血尿。

4. 变态反应疾病　急性肾小球肾炎、急性出血性肾炎等。

5.结缔组织病　红斑性狼疮、结节性多动脉炎等。

（三）泌尿系统邻近器官病变

如子宫、阴道、前列腺、结肠、直肠癌及盆腔内恶性肿瘤晚期侵犯膀胱时，均可引起大量血尿。

血尿的原因较多，涉及面广，内外妇儿等各科中有不少原因可出现血尿，故原因甚为复杂。国内外大量统计资料表明：①血尿病因的95%在泌尿生殖系统，其中以泌尿系结核、结石、肿瘤、炎症和损伤5类疾患较为常见；②出血部位来源于膀胱者约占半数左右。

【诊断】

（一）病史

1.血尿的伴随症状

（1）腰痛：肉眼血尿伴腰痛的疾病很多，如肾、输尿管结石，肾盂肾炎。肾结核，肾肿瘤等。

（2）膀胱刺激征：尿频、尿急、尿痛等膀胱刺激症状，除膀胱疾病如膀胱炎、膀胱结石、膀胱前列腺肿瘤等可引起膀胱刺激症状外，上尿路疾病在未出现局部症状以前，亦可能出现膀胱刺激症状，如肾结核、肾盂肾炎等。因此，有人提出膀胱是肾脏疾病“代言人”的说法。

（3）水肿和高血压：如血尿伴水肿、高血压，查尿有蛋白时，以急性肾小球肾炎多见。此症主要出现于儿童及青少年。

（4）发热：肉眼血尿伴发热者主要有急性。肾盂肾炎、骨结核、流行性出血热、钩端螺旋体病等。

（5）肾区肿物：血尿伴有肾区肿物，如为单侧性，主要是肾肿瘤、肾积水、肾下垂、肾结核等；若为双侧性，应考虑先天性多囊肾。

（6）无痛性血尿：又称无症状性血尿，即除血尿外无其他明显不适，多见于肾及膀胱肿瘤。

（7）外伤、手术或腔内泌尿外科诊疗操作史：因腰部外伤致血尿者可以肯定为肾损伤；骨盆骨折或会阴部骑跨伤后发生血尿者，则为膀胱或后尿道损伤。行ESWL，术后血尿为高能冲击波对肾、输尿管的损伤，及结石下排时对泌尿道损伤所致。行腔内泌尿外科诊疗操作后，或泌尿外科手术后血尿，为术中止血不确切、缝合不规范或术后感染所致。

（8）服药史：如曾服用磺胺药类、中药斑蝥，注射卡那霉素、庆大霉素等，都可引起肾脏损害而发生肉眼血尿。

（9）剧烈运动：在剧烈运动后发生血尿，休息后迅速消失，身体状况良好者，多为肾结石、肾下垂及“运动性血尿”。

（10）出血性疾病：血尿尚可伴有泌尿系以外其他部位的出血，如血友病、紫癜、白血病、再生障碍性贫血等，询问病史时应予注意。

2. 出血部位的判断

（1）血尿和排尿的关系：①初始血尿，是指排尿开始时尿内有血，为尿道疾患所引起，病变主要在尿道外括约肌以外的前尿道；②终末血尿，出血来自膀胱三角、膀胱颈部、前列腺或后尿道，该部血尿虽以终末血尿为主，但偶尔亦可出现初血尿，有时初血尿与终末血尿可合并出现；③全程血尿，是指血与尿完全混合，从排尿开始至终末，血尿的情况基本一致，是膀胱以上部位的出血，由肾、输尿管、膀胱的损伤、感染、肿瘤、结核及结石等疾病所引起。全身性疾病如血友病、白血病、紫癜、败血症及药物损害等，也可出现全程血尿。

（2）肾脏出血的特点：①全程血尿；②除肾脏损伤或其他疾病引起的急性大量出血为鲜红色外，一般多呈均匀的暗红色；若混有血块，常呈条状，为血液经过输尿管时凝集而成，称为“输尿管铸型”；③肾区疼痛、压痛、叩击痛，而无排尿不适感。

（3）膀胱出血的特点：膀胱病变引起的全程血尿，除肿瘤外一般多伴有排尿不适、疼痛及阻塞等症状，尿色多为鲜红色，血块极不规则。膀胱三角区与颈部，或后尿道及前列腺病变，若出血不太多时，多为终末血尿，为排尿时膀胱紧张收缩所致，同时常合并有排尿痛。肾脏出血与膀胱出血的鉴别，除根据前述特点外，还可采用导尿法。膀胱出血时，插入导尿管排出血样尿液后，再流出的几乎是纯粹的鲜血，若再继续冲洗膀胱，冲洗液内可一直混有鲜血；相反，肾脏出血时膀胱内尿液流出后，最后排出浓厚的血液呈暗红色，再继续冲洗膀胱，除膀胱内存在凝血块外，冲洗液很快即可澄清，如稍等待一段时间，又可突然呈红色，此为血液经输尿管节律性排出所致。

3. 过去病史有无出血倾向、结核病史、肾绞痛及尿路结石病史、肾炎症病史、肝脏疾病病史、过敏史、高血压、糖尿病及用药史等，对血尿的诊断都可能提供线索。

（二）体格检查

1. 面容　如病人面色及皮肤红润，结膜充血，口唇干燥，发热等，以急性尿路感染为多见；反之，如病人面色苍白、消瘦无力，以结核、肿瘤为多见；如再合并高血压时，则首先考虑慢性肾炎；若面黄、贫血、黏膜出血、神志不安、恍惚，甚至昏迷时，则多考虑为尿毒症。

2. 耻骨联合上隆起（尿潴留）　常见于膀胱肿瘤、前列腺增生、尿道断裂、狭窄、后尿道瓣膜、尿道结石等。

3. 皮肤　如发现紫红色瘀斑，或并有荨麻疹时，首先要想到紫癜。若面部有蝶形红斑，可见于红斑性狼疮；偶有水肿，则多见于慢性肾炎。

4. 肾脏的触诊和叩诊　肾积水、结核性脓肾、肾肿瘤、先天性多囊肾等，皆可触到增生的肾脏；若叩击肾脏有不同程度的痛感，应想到。肾结石、肾结核、肾盂肾炎等。

5. 肛门指诊　对于血尿病人，肛门指诊是不容忽视的检查方法，重点检查前列腺的形状、大小、硬度，表面是否光滑，有无压痛及波动等；此外，也应注意精囊的改变。

（三）实验室检查

1. 尿液检查

（1）尿常规：除红细胞外，还需注意：①有白细胞和脓细胞存在，说明尿路有感染；②有蛋白及管型存在，说明有肾炎的可能。尿液中有大量红细胞并伴有大量管型时，则血尿肯定来自肾脏。

（2）尿细菌检查：取中段尿做细菌培养，同时做细菌计数，每毫升尿液内细菌数在1万以下者可能是污染，在10万以上者肯定为感染，1万～10万为可疑感染；如计数在10万以下，同时伴有感染症状，仍应考虑为感染。

（3）尿结核分枝杆菌检查：血尿疑为结核所致作此检查，但要注意包皮垢杆菌及女性外阴部也常带有抗酸杆菌，很易混淆。

（4）尿液PCR检查：对泌尿系结核和肿瘤的诊断有帮助。

2. 其他有关检查　如怀疑出血性疾病者，查血小板计数、出凝血时间测定，凝血酶原时间测定；如血尿伴一肾功能不良者，测定血尿素氮、肌酐、二氧化碳结合力等。

（四）B超检查

为了解所致血尿病变部位与性质的首选方法，经济，无创，准确性高，可用于诊断泌尿系结石、损伤、肿瘤、结核、前列腺增生症等。

（五）膀胱镜检查

可诊断膀胱内病变，如肿瘤、炎症、结石、异物、溃疡等；若为上尿路出血，通过观察输尿管口的排尿，可以明确出血来源于何侧，再将输尿管导管插入肾盂，还可区分是输尿管出血或肾盂出血。若在导管插入输尿管时有血尿导出，经导管插入肾盂后反而导出澄清的尿液，说明为输尿管出血，特别是在输尿管肿瘤时。高度血尿，观察膀胱内无明显病变，输尿管口亦无血尿排出时，要考虑后尿道或前列腺出血，应注意有否血液由尿道逆流至膀胱内，必要时立即做尿道镜检查。

（六）X 线检查

1. 泌尿系平片　观察肾脏大小、位置、外形、尿路区域有无钙化影等。

2. 静脉尿路造影　血尿病人考虑或需要排除泌尿系病变者，或因病情、年龄及设备条件等限制，不能做膀胱镜检查及逆行性尿路造影时皆可行此检查。有过敏倾向者，可选用非离子、低渗透压性造影剂。但肾功能严重受损及一般情况不良者忌用。

3. 逆行肾盂造影　本法能较好地显示肾盂输尿管的细小病变。

4. 顺行性肾盂尿路造影　适用于静脉尿路造影时肾不显影，逆行插管失败，B 超报告肾积水较重者，可在或不在 B 超引导下穿刺肾盂，直接或置管后经造瘘管注入造影剂，可较好地显示梗阻部位，了解梗阻性质。

5. 膀胱造影　适用于因膀胱疾患或前列腺增生症所致血尿的诊断。可了解尿道损伤的程度。

6. 肾动脉造影　有助于肾血管病变所致血尿的诊断。

（七）CT 核磁共振检查

适用于肾、膀胱、前列腺肿瘤、前列腺增生症、泌尿系结核、结石、肾损伤、肾囊病变等的诊断。

（八）其他检查

同位素肾图、肾活组织检查等可酌情选用。

【治疗】

对血尿的处理，特别强调以病因处理为主，绝不能单纯止血。对一时找不出原因的血尿，亦应在处理的同时继续寻找病因。切忌血尿停止即获得“安全感”，这是很危险的，因许多间歇性大量血尿的病人，往往系尿路恶性肿瘤所致。因此，即使系统检查未能确诊，亦必须加强定期复查和随访，争取尽早得出正确的诊断。对大量血尿病人，在检查的同时，须采取如下处理措施：

1. 一般处理　大量血尿时，病人精神都很紧张，首先宜给予适量的镇静剂，使病人保持安静；出血严重时应给予输血、输液；留置导尿管，防止血液在膀胱内形成血凝块；血尿易继发感染，可酌情使用抗生素。

2. 止血药物的应用　可选用卡巴克洛、酚磺乙胺、6-氨基己酸、对羧基苄胺及中草药止血类药等。

3. 冲洗法　膀胱内出血量较大，经药物处理无效时，可试用冷生理盐水反复冲洗，有时可以止血。经膀胱镜检查，如血尿来自上尿路，则可见血尿自该侧输尿管口喷出，应插入输尿管导管，并经导管注入 1：1 000 肾上腺素、1：1 000 麻黄素 10～15ml 或用巴曲酶 1 克氏单位做肾盂冲洗，有可能达到止血目的。

4. 压迫法　膀胱颈、后尿道或前列腺大出血，可插入 Foley 氏导尿管，囊内注水（30ml 以下），牵拉压迫，常能达到止血目的。

5. 体外冲击波碎石（ESWL）　对泌尿系结石所致的血尿行 ESWL 可起到去除病因的作用。

6. 介入治疗　对巨大肾癌并出血者，经动脉插管注入化疗药物及栓塞血管，既可起到止血作用，又可使肿瘤缩小，为手术治疗创造了条件。

7. 手术治疗根据情况选用：

（1）耻骨上膀胱造瘘术：膀胱内出血呈进行性，且积存多量血块致急性尿潴留，可切开膀胱取出血块，进行止血，并置管暂时膀胱造瘘。

（2）双侧髂内动脉结扎术：适用于制止膀胱或下尿路大出血。

（3）膀胱部分或全切除术：适用于膀胱肿瘤所致的出血。

（4）肾固定术：适用于治疗肾下垂。

（5）肾局部病灶切除术：用于局限的肾血管瘤、肾盏-静脉通道、肾乳头炎等。

（6）肾部分切除术：适用于局限性多发性结石、肾外伤、局限性肾结核、孤立性肾囊肿、肾良性肿瘤等。

（7）肾切除术：用于肾肿瘤、肾结核、肾碎裂伤（单侧）等，难以控制的单侧肾出血，也可考虑行肾切除（术前必须确定对侧肾功能良好）。

第三节　嗜铬细胞瘤

嗜铬细胞瘤是人体中不定位的一种肿瘤，多发生在肾及肾上腺内，也可发生于腹主动脉两旁、输尿管末端、膀胱壁、胸腔、纵隔、心肌、颅脑等处。其病因不完全清楚，与胚胎期神经嵴细胞发育、生长有直接关系，其肿瘤在肾上腺内或肾上腺外的嗜铬细胞瘤，除分泌特定的肾上腺素及去甲肾上腺素外，又能同时分泌其他内分泌素，引起其他症候群，嗜铬细胞瘤既可为后天生长，也不排除先天因素的影响。可以在人群中散发，也可是家族性遗传疾患。肿瘤的病理生理性质可以是良性，也可以是恶性。多数肿瘤皆表现临床症状，但也有功能静止性肿瘤，遇有强烈刺激时引发症状，其症状复杂。近年来，随着对本病的重视及检诊技术水平的提高，使该病例大有增多。据国内资料统计，该病病例在高血压中的发病率为0.4%～2%，发病年龄20~40岁多见，由于该肿瘤为特殊性，这种特殊异位促皮素瘤未能完全术前确诊，手术死亡率高达50%以上，这种全身多处特殊性肿瘤，简单概括为90：10肿瘤，即长于肾上腺占90%，长于肾上腺外者占10%；单侧瘤占90%，双侧瘤占10%；单发瘤占90%，多发瘤占10%；良性瘤占90%，癌占10%。

【病因】

发病原因与其他肿瘤一样，不完全清楚。但嗜铬细胞瘤发病原因与胚胎期神经嵴细胞的发育生长有直接关系，神经嵴细胞系各种内分泌腺的始基，由于基因发育缺陷致使神经细胞发育紊乱，因此与发病方面存在着千丝万缕的联系，形成了各种特殊类型的嗜铬细胞瘤。

1. 多发性内分泌腺瘤　1961年有人曾报告6例甲状腺癌并发嗜铬细胞瘤的病例，后来证实甲状腺癌皆为髓样癌，并发嗜铬细胞瘤，多为双侧性。据各内分泌腺瘤不同组合，可划分为Ⅰ、Ⅱ、Ⅲ及各类亚型。认为是神经嵴细胞分化发育紊乱所致的结果。

2. 家族性嗜铬细胞瘤　家族性者多为两个以上的内分泌腺受累嗜铬细胞瘤，也多为双侧或多发，1947年有人首先报道，1964年的报道507例嗜铬细胞瘤中家族性发病率为6%。

3. 多内分泌功能嗜铬细胞瘤　近年发现嗜铬细胞瘤分泌两种以上的内分泌激素，嗜铬细胞瘤并发高血钙，血内加压物及降钙素值均增高，嗜铬细胞同时分泌ACTH，自1979年以来国内已有报道。

4. 特殊部位的嗜铬细胞瘤　肾动脉狭窄与嗜铬细胞瘤并存，生长在胰腺后方的嗜铬细胞瘤可直接侵入下腔静脉，嗜铬细胞瘤生长于。肾实质、膀胱以及身体各部某些特殊部位，引起更为复杂的病理及临床意义。

【病理】

嗜铬细胞瘤的病理可分为良性和恶性，多为良性，呈圆形或卵圆形，表面光滑，而有完整包膜，瘤体大小不一，国外文献记载最大重达 3 167g 者，国内报告有重达 3 900g，肿瘤细胞很不规则一致，有的为正常髓质细胞所组成，有的则为形态不规则的瘤细胞，瘤细胞的轮廓呈不规则的多面形，胞浆丰富，含有嗜铬性颗粒，瘤细胞在电子显微镜下见有两种主要细胞，即明亮细胞和深谙细胞。细胞内存有嗜铬蛋白 A。去甲肾上腺素颗粒为多形型，粗大，色深结构，肾上腺颗粒呈圆形或卵圆形，被染成灰色颗粒，纯的肾上腺素瘤及去甲肾上腺素瘤分别包含各自特殊颗粒形态像，混合瘤则含有两种颗粒，瘤体内的加压物质总量取决于瘤体大小及颗粒浓度。小肿瘤的加压物总量虽较少，但代谢快，进入血循环量多，功能强瘤体大的总量虽多，但代谢释放率低，储存于瘤内的大量加压物质被分解成为无药理作用的中间产物，进入循环的加压物质并不比小瘤多，功能可能较低而症状轻，故临床症状并不依赖于瘤体大小，瘤细胞所含的嗜铬粒蛋白 A 或两种嗜铬颗粒的量比正常髓质细胞的含量大 6～10 倍。

根据病理组织切片，确定肿瘤恶性或良性是比较困难的，往往在镜下表现为恶性瘤细胞形态，但在临床上却为良性瘤病程；相反，有的瘤为良性组织像，在术后 1～6 年内癌瘤复发。

本病的主要病理生理变化是肿瘤分泌大量的去甲肾上腺素，肾上腺素作用于人体所引起。在生理状态下，去甲肾上腺素可在交感神经节合成，肾上腺素只能在肾上腺髓质内合成，中度刺激内脏神经，使髓质产生 20%的去甲肾上腺素及 80%的肾上腺素，但长期刺激则使其比例颠倒，嗜铬细胞瘤的分泌相与后者同，瘤细胞膜有离子通路，对儿茶酚胺的摄取依赖于钠离子，释放则需钙离子进入细胞，经过弥散及膜裂分泌始可进入血内，若以药物阻断钙离子进入细胞内，即可阻滞其释放。去甲肾上腺素及肾上腺素具有不同的加压作用，其中间产物也有一部分加压作用，嗜铬细胞瘤所合成的加压物质，可高出正常肾上腺髓质分泌总量的 100 倍以上。人体长期遭受巨大剂量加压物的袭击，必将引起重要脏器的严重病理变化，如心血管系统、心脏肥大、心力衰竭、持续性高血压，以致相当程度的动脉硬化、眼底出血、水肿、视力障碍、脑血管意外常有发生。病程较长的持续性高血压者，可有肾动脉硬化。本症常并发甲亢、甲状腺腺瘤、甲状腺髓样癌。

【临床表现】

1. 高血压　为嗜铬细胞瘤特有的症状及病史。高血压分为持续性及阵发性两型。一般认为肿瘤分泌加压物为阵发性释放入血，则呈阵发性高血压型；如持续性分泌则为持续性高血压型。但也有认为与肿瘤所合成的加压物成分有关，血压骤然上升，可高达26.6kPa（200mmHg）以上，病人表情焦虑，皮肤苍白，全身出汗，手足厥冷，软弱无力，气促，胸闷，呼吸困难，一般发作持续数分钟，少数可长达数小时。发作缓解后病人极度疲劳、衰弱、全身出汗。持续性高血压型者也可有阵发性加重，尚有一种无任何症状的嗜铬细胞瘤。发作多由剧烈运动、变换体位、压迫腹部、饥饿、精神刺激等原因引起；也可在妊娠、分娩、创伤、手术时突然发病。发作时偶可发生脑出血或肺水肿。阵发型病人在发作间歇期血压可在正常范围，个别病人可低于正常。

2. 代谢紊乱　基础代谢皆有不同程度的增加，肾上腺机体的氧耗量增加，似甲亢症状。肾上腺素可使肝糖原分解增加，血糖升高，糖尿。症状发作时，产热多于散热，体温升至38˜C左右，蛋白消耗较重，病人消瘦、乏力。

3. 腹部和消化道症状　常见恶心、呕吐、腹痛、消化道出血。

在一部分嗜铬细胞瘤的病例中，一般情况下可不表现任何症状，这种“无功能”“静止期”的嗜铬细胞瘤10%～17%。

【诊断】

具有典型发作的病例诊断并不困难，凡遇下列情况之一时，可进行嗜铬细胞瘤的特殊检诊：①凡有交替性发作头痛、出汗、胸腹痛、视力减退、神经质等可疑症状者；②消瘦病人患波动性高血压者；③青年高血压；④基础代谢率高而非甲状腺功能亢进者；⑤病程短暂的恶性高血压并发糖尿病者；⑥有嗜铬细胞瘤家族史；⑦对神经节阻滞剂有良好的反应者；⑧创伤、手术麻醉、分娩期症状发作者，应想到本病的可能。

嗜铬细胞瘤的诊断首先应做定性诊断，再采用不同方法进行定位诊断，目前归纳起来有下列方法。

（一）药理学试验

1. 组胺激发试验　常用于发作的间歇期血压低于22.7／14.7kPa时进行，如2min内血压升高4～8kPa，持续5min以上者，则为阳性结果。如在3min内血压降低4.7～3.3kPa，则为阴性结果。

2. 酚妥拉明试验　可用于血压持续性高于 22.7 / 14.7kPa 的病人，静脉注射 5mg 酚妥拉明后，3min 内血压降低 4.7～33kPa 并持续 5min 以上，则为阳性结果。试验前每分钟测血压 1 次，至少测 5 次，注药后每 1 / 2min 测血压 1 次，持续 2～4min，然后每 1～2min 测血压 1 次，持续 10~20min。

试验前应停用降血压和镇静药 1 周，以减少假阳性的机会。

（二）髓质激素的测定

1. 24h 尿内儿茶酚胺含量　正常人为 258～891μmol / d，女性 239～806μmol / d，本症病人的 24h 尿内含量较正常值高出 10～100 倍，24h 尿内香草基杏仁酸（VMA）含量测定对诊断也有帮助。

2. 血内髓质激素测定　本症去甲肾上腺素值可明显升高。

3. 膀胱后充气造影　可显示。肾上腺区的肿瘤显影。

4. 同位素肾图及肾上腺扫描检查　肾图呈现双肾对称性浓缩分泌时间延长，排泄缓慢的抛物状曲线，肾上腺扫描，以诊断肾上腺疾病。

5. 动脉造影　方法有两种，腹主动脉造影和选择性肾动脉造影，可显示丰富的毛细胞管勾画的轮廓。

6. B 超检查 B 超显像对肾上腺区嗜铬细胞瘤的诊断比较准确。

7. CT、MRI 检查　CT、MRI 扫描是一种安全而准确的定位诊断，并对特殊部位的肿瘤，可描画出与重要器官的关系，对诊断和治疗有很大帮助。

根据临床表现及测定血内及尿内的加压物或其代谢产物，不难作出定性诊断。对定位诊断则要结合影像学的各项检查。目前进展快，准确性高，同时又安全的 CT 检诊，不难作出定位诊断，特别对肾上腺外的肿瘤也多被发现。

【治疗】

一旦诊断确定后，及早手术疗效良好；但手术有一定危险性。麻醉和手术中血压容易波动，肿瘤血运丰富，且与大血管贴近，易出血，因此手术前后和手术中的正确处理极为重要。目前对该病的病因、病理、诊断、治疗有了更深刻地了解及重视，因而对手术前准备、麻醉、术中及术后的处理，建立了一系列有效措施。现就处理方法分述如下。

（一）术前准备

充分的术前准备是降低手术死亡率的关键。术前准备主要有两种方法。

1. 术前用α肾上腺素能阻滞剂　使血管扩张、血压下降。常用酚妥拉明静脉注射或口服，口服最大量可至120mg / d。还可口服酚苄明使血压得到控制后再手术，可减少术中血压波动。

2. 术前输入足量的液体或全血　以补充血容量，而不用a阻滞剂。

（二）术中处理

宜选用激惹性小的麻醉剂，避免挤压肿瘤，充分给氧，心律不齐可用利多卡因。术中应及时应用和调整酚妥拉明的静脉用量，中断肿瘤血运和切除时及时补充血容量，必要时可滴注升压药物。

（三）术后血压监测

术后血压维持在13.3 / 8kPa，对双侧。肾上腺手术者，可补充皮质激素，术前诊断部位明确者，可考虑为单侧腰切口，但一般主张用腹部直切口或上腹部横切口。

（四）术后一般治疗

术后抗感染，对症支持，根据病情灵活掌握。

目前对该肿瘤的病因、病理研究，检诊手段以及治疗等方面有很大进展，特别是手术通过充分良好的术前准备，成功率大大提高。总之，嗜铬细胞瘤是人体最为变幻莫测的一种肿瘤，症状复杂，处理时应针对其特殊性，灵活应用，区别对待。

第四节　肾后性急性肾功能衰竭

肾后性急性肾功能衰竭又称肾后性尿闭或上尿路梗阻性尿闭，为泌尿外科常见急重症，大多数是可逆性急性肾功能衰竭，若能救治及时，多可治愈。

【病因】

1. 泌尿系统内梗阻　①输尿管结石；②泌尿系统结核；③磺胺结晶阻塞；④血块、脓块、干酪样坏死块或乳糜块阻塞；⑤肾盂或输尿管肿瘤；⑥输尿管口水肿或炎症后狭窄；⑦坏死性乳头炎。

2. 泌尿系统外梗阻　①输尿管手术损伤；②腹膜后纤维化；③肿瘤压迫输尿管；④其他如孤立肾合并梗阻、下腔静脉后输尿管或迷走血管压迫等。

【发病机制】

肾后性尿闭的病理改变，主要是输尿管梗阻后，梗阻以上部分扩张、积水，肾盂、肾盏内压增加，影响肾集合管等，使管道内压亦增加，肾血流量下降，肾缺血，影响肾小管功能，最终发生肾实质萎缩。

由于不能利尿，使体内水潴留，故可发生水肿，血尿素氮等蓄积，并发生不同程度的酸中毒和高钾血症。但由于其病因并不是肾缺血和肾小管坏死，故一般预后较肾性及肾前性者为佳。通常酸中毒和高钾血症的发展缓慢，一旦解除梗阻，虽短时间内亦可出现多尿现象，说明肾小管功能有暂时性障碍，但一般预后较好。当然，若唯一有功能的肾脏原有较严重疾病，又发生输尿管梗阻或其他情况，未能及时解除，则预后不佳。

【诊断】

（一）临床表现

肾后性尿闭，除有原发疾病的症状外，其共同点是由于梗阻，24h 尿量常在 50ml 以下，血压多升高，并逐渐出现水肿。梗阻以上部分有不同程度的尿蓄积，内压增加，因而均会出现腰部胀痛，可伴有腹胀、恶心、呕吐、食欲减退等胃肠道症状。由于无尿，可致血中尿素氮蓄积，发生氮质血症和尿毒症。除上述胃肠道症状外，晚期尚可有嗜睡，甚至昏迷。

检查患侧肾区饱满，腹部和脊椎角处有轻度抵抗感，少数病例可扪及胀大的肾下极，局部往往有压痛及叩击痛，导尿时膀胱内空虚或仅有少量尿液。

（二）实验室检查

1. 尿常规　如取得尿液应送检，磺胺结晶梗阻可发现大量磺胺结晶；乳糜凝块梗阻可发现乳糜尿；其他病因中，泌尿系统内梗阻多有明显镜下血尿，泌尿系统外梗阻则无血尿或血尿极轻。

2. 尿液 PCR 检查　可诊断泌尿系结核及肿瘤等。

3. 血生化检查尿素氮及肌酐值升高，二氧化碳结合力降低，血钾升高。

（三）超声检查

B 超检查已成为尿路梗阻诊断的首选方法，可清楚地显示肾实质、肾盂及输尿管扩张的状态，也可显示梗阻部位。

（四）腹部平片与分泌性尿路造影（IVU）

腹部平片可观察肾轮廓大小、输尿管及肾区有无结石，有无胸腰椎及腰大肌阴影改变，有无肿瘤骨转移。

IVU 是常用的诊断方法，但有时因梗阻严重，肾小球滤过率低，可能显影不良，此时可采用两种措施：①静脉连续滴注造影剂，可能把已有扩张的肾盂、肾盏，变薄的肾实质及扩张的输尿管显示清楚；②把注入造影剂后的摄片时间延迟到 24～36h，可获得比较清楚的尿路造影。急性尿路梗阻时，IVU 可显示较对侧浓的肾实质像，肾影增大，显影迟缓，肾盂输尿管扩张。约有 1 / 5 的急性梗阻病人，造影可见肾及输尿管周围有造影剂外渗。

近年来对 IVU 有两项改进：①用非离子、低渗透压性造影剂，过敏反应小、毒性低，造影时可加大剂量，对小儿更安全。②利尿剂静脉造影，也称呋塞米静脉尿路造影（Furosemide IVU）。临床上此造影可把 22%介于梗阻或非梗阻之间的病人鉴别清楚。在一般 IVU 进行之前，给呋塞米 05mg / kg。除有一般 IVU 的诊断价值外，还可显示利尿后肾脏大小的变化、梗阻的严重程度及梗阻侧肾脏功能状态等。

（五）逆行肾盂造影

在上尿路梗阻时，因肾功能欠佳，IVU 造影失败，可做此检查。但需通过膀胱镜检查及输尿管插管，增加了病人的痛苦，并有造成上行感染之可能，故应严格掌握适应症和无菌技术。其优点是可同时作分肾功能测定及分肾尿液检查。

（六）顺行性肾盂尿路造影

顺行性肾盂尿路造影亦称“穿刺肾盂造影”。在 B 超引导下，直接穿刺肾盂，然后造影。方法有：①用穿刺针直接注入造影剂造影；②经皮穿刺，放置导管，通过导管注入造影剂并可抽吸尿液做检查。

（七）肾核医学检查：

用 ^{131}I-Hippuran 或 ^{99m}Te-DTPA 做标准肾图，3min 后，静脉内注入呋塞米 0.5mg / kg，再做肾图。可能有以下两种结果：①第一次肾图正常，利尿后出现梗阻性肾图，说明有梗阻存在；②两次均为梗阻性肾图。利尿性肾图在临床上应用价值很大，其诊断符合率达 92%。还可观察标记物排出时间，测定标记物半排出量时间，如在 10min 内，则无梗阻；20min 以上示有梗阻。

（八）CT 扫描和磁共振成像

不是所有尿路梗阻病人均需做此检查，但它对病因学的诊断有帮助，应用时要严格掌握适应证。这两项检查价值在于：①可以清楚地显示肾脏大小、轮廓、肾结石、肾积水、肾实质病变及肾实质剩余状况；还能鉴别肾囊肿或肾积水。②可以辨认尿路以外引起的尿路梗阻病变，如腹膜后肿瘤、盆腔肿瘤等。③行断层扫描的同时做强化造影，可了解肾脏的功能状态。

【治疗】

（一）治疗原则

肾后性尿闭的治疗比较复杂，因为引起梗阻的病因较多，治疗方法也不同。解除梗阻是总的治疗原则。①如肾功能在正常范围内，应尽快明确梗阻的原因。解除梗阻与治疗病因可同时进行。②如果病因与解除梗阻不能同时处理，可先行解除梗阻，待病人病情允许后，再进一步行病因治疗。③如肾功能已有严重损害，应立即解除梗阻，治疗并发症，恢复肾功能，以后再针对病因做进一步治疗。④急性梗阻时应早做诊治，以保护肾功能。

（二）解除梗阻的方法

①膀胱镜检查及输尿管插管术。②经皮肾穿刺造瘘术。③肾造瘘术。④输尿管皮肤造瘘术，为暂时解除梗阻，只行一侧造瘘即达到目的。造口可选择症状、体征较严重的一侧，即腰痛、饱满感重，或能清楚扪到肾下极、压痛、叩击痛明显的一侧。但应注意，如病情危重，术前要先行有效的透析疗法，以增加病人对手术的耐受性，减少手术危险。

（三）导致肾后梗阻性尿闭的常见疾病的治疗

1. 结石梗阻　仅接受造口术单侧肾功能的病例，术后应进一步检查，了解结石的大小、数目及确切位置，待病情可耐受时，即应再次手术摘除结石或体外冲击波碎石（ESWL）。如系两侧结石梗阻，仅一侧造口；如病情允许，则应尽快行 ESWL 或手术摘除造口对侧的输尿管结石，解除梗阻，以免梗阻以上尿路进一步积水和损害肾功能；最后再处理造口侧结石。如系双侧多发性结石，则处理较为复杂，可根据具体情况设计处理方案。

2. 泌尿系结核　除全身和药物治疗外，对双侧结核，一侧肾自截，对侧肾有结核灶并发生输尿管梗阻，除短时期内肾结核灶能够治愈者，一般不必急于解除输尿管梗阻，仅行永久性肾造口术即可；如一侧自截，对侧梗阻，其膀胱及输尿管皆不能利用，亦需行永久性肾造口术；一侧肾自截，对侧输尿管下端狭窄或有结核灶，如膀胱容量基本正常，可切除输尿管病变，行输尿管膀胱再吻合术；如病变输尿管较长，可于切除病变后，根据输尿管缺损的长度，行输尿管膀胱瓣成形术或输尿管回肠成形术。

3. 肿瘤　因肿瘤引起的单肾泌尿系统内梗阻，处理比较困难。如为良性肿瘤，可行输尿管部分切除，输尿管端吻合术；如为恶性肿瘤，尤以位于肾盂输尿管交界处者，处理极为困难。如为单侧功能肾，则只能采取保留肾脏的局部切除手术。

4. 输尿管口水肿或移位所致的尿闭　一般经过造口引流数日后，局部水肿可以消失、自愈。

5. 输尿管手术损伤　发生尿闭的输尿管损伤，多因直接结扎、缝扎或造成角折叠所致。为阻止病情发展以及急性梗阻造成进一步肾损害，应在病情允许的情况下，尽快解除梗阻。输尿管手术损伤而致的尿闭，输尿管结扎或缝扎处，即使术后不久甚至在术中发现，亦因该处血循环不佳，易发生坏死。若仅拆去缝线，不予扩创，将来可能发生尿外渗或局部狭窄，故应将该段切除，重新行端端吻合。如输尿管两断端不能吻合，断端距膀胱 6～10cm，可输尿管膀胱瓣成形术或输尿管回肠成形术。

6. 腹膜后纤维化　紧急时可行造口术，病人情况允许时可行探查，行输尿管松解术，或切除输尿管受累段重新吻合，但手术效果不一定满意。因可再次受到纤维包块的压迫而致梗阻。

其他原因所致的肾后性尿闭，可根据不同情况，选择处理方法。

第五节　膀胱损伤

【概述】

膀胱是贮存、排泄尿液的器官。在婴儿、儿童时期，膀胱高出于耻骨弓而位于下腹部。在成年男性，膀胱介于耻骨与直肠之间。其下与前列腺部尿道相通，后面为精囊和输精管壶腹部。膀胱与直肠之间是直肠膀胱凹陷。女性膀胱之后方为子宫，两者之间是子宫膀胱凹陷。故女性膀胱的位置较男性靠前和较低，而覆盖于膀胱后壁的腹膜反折，因与子宫相连，故较男性者为高。脐尿管以下的膀胱壁直接与腹前壁相接触，其间无腹膜覆盖。故膀胱空虚时，仅在其上缘为腹膜遮盖，膀胱的前下方和侧壁下面的部分无腹膜遮盖。当膀胱充盈膨胀时，膀胱上升到腹下部，覆盖于膀胱顶部的腹膜也随之升高。可见膀胱的位置，与周围脏器的关系可因年龄、性别和尿液充盈程度不同而异。膀胱这种解剖和生理的特点，与其损伤的类型、部位和范围均有密切的关系。

【病史】

轻度膀胱壁挫伤仅有下腹疼痛，少量终末血尿，并在短期内自行消失。膀胱全层破裂时症状明显。依裂口所在的位置、大小、受伤后就诊时间，以及有无其他器官伴有损伤而有不同。腹膜内型与腹膜外形的破裂又有其各自特殊的症候。膀胱破裂一般可有下列症状：

1. 休克　剧烈的创伤，疼痛和失血是休克的主要原因。伴有其他脏器的损伤，例如骨盆骨折，骨折碎片刺破下腹部和盆腔血管可致严重失血和休克。

2. 疼痛　腹下部或耻骨疼痛伴腹壁强直，伴有骨盆骨折挤压骨盆时尤为明显。血尿外渗于膀胱周围和耻骨后间隙可导致局部肿胀，一旦继发感染发生蜂窝织炎和败血症则症状更为明显。

3. 血尿　和排尿障碍病员有尿急或排尿感，但无尿液排出或仅排出少量血性尿液。

4. 尿瘘　在开放性膀胱损伤，伤口有尿液流出。如与直肠、阴道相通，则可经肛门、阴道排出血性尿液。膀胱直肠瘘形成后，排尿时可排出粪渣及气体。反复发作则可并发严重尿路感染和形成结石。

5. 晚期症状　尿液自伤口溢出，或经膀胱直肠瘘或膀胱阴道瘘自肛门或阴道排出。膀胱容易缩小，致有尿频、尿急症状。并可有反复尿路感染症状。

【影像学检查】

1. 膀胱造影　观察造影剂有否外溢，是诊断膀胱破裂最有价值的方法；并能区别腹膜外形还是腹膜内型。

2. 膀胱镜检查　可直接窥视膀胱损伤部位及程度。

3. 腹水 BUN、Cr 检查　明显升高，近似尿液。

【诊断】

根据病史、体征及其他检查结果，可以确诊膀胱损伤。但如伴有其他脏器损伤，膀胱损伤的病象可被其隐蔽。下腹部受到暴力冲击或骨盆骨折后，患者有尿急而不能排尿或仅排出少量血尿时，均应想到膀胱。经上述体格检查和进一步检查项目后，膀胱损伤便能确诊。

【临床类型】

依照破裂的程度、位置与腹膜的关系，可分为：

1. 膀胱挫伤　可波及黏膜、肌层、膀胱浆膜面，但膀胱壁没有破裂，因而无尿外渗。

2. 腹膜外型膀胱破裂　膀胱壁破裂，但腹膜完整。尿液外渗到膀胱周围及耻骨后间隙并延伸到前腹壁皮下，沿骨盆筋膜到盆底，或沿输尿管周围疏松组织蔓延到肾区。损伤部位多见于膀胱之前壁。腹膜外型膀胱破裂多数伴有骨盆骨折。

3. 腹膜内型膀胱破裂　膀胱壁破裂伴腹膜破裂，膀胱壁裂口与腹腔相通，尿液流入腹腔，引起腹膜炎。其损伤部位多见于膀胱的后壁和顶部。

4. 混合型膀胱破裂　即腹膜内型及腹膜外形均存在。

【治疗原则】

膀胱损伤往往同时还有其他合并伤，治疗原则首先应对最危及生命的合并伤进行处理。膀胱破裂处理方案，应根据膀胱破裂类型腹膜外膀胱破裂或腹膜内膀胱破裂制定。

【术前准备】

1. 病情严重者首先处理好休克、补液，必要时输血，待一般情况好转稳定后再做进一步处理。

2. 应用抗生素预防感染、镇静、止痛。

【治疗方案】

1. 轻微的膀胱损伤　一般不需特殊处理，应卧床休息、多饮水，让其自行排尿或留置导尿管引流膀胱。

2. 腹膜内膀胱破裂　很小的破口可留置导尿管引流 7～10 天治疗。但多数情况下腹膜内膀胱破裂都有较大的裂口需要手术修补。手术分层修补膀胱破口，膀胱修补后根据情况可单纯留置导尿管，也可做耻骨上膀胱造瘘。应探查腹腔其他脏器有无损伤，并做相应处理。

3. 腹膜外膀胱破裂　在许多病人仅需留置导尿管 2 周就可治愈。若有骨盆骨折断端刺入膀胱，或裂口较大，尿外渗量大时应开放手术修补膀胱裂口，并行骨折端复位。修补完后可行膀胱造瘘或留置导尿管。

4. 膀胱损伤后合并直肠损伤　除行膀胱修补及膀胱造瘘外，还应行结肠造瘘术。术后加强抗感染治疗。

第六节　肾脏损伤

【概述】

肾脏深藏于肾窝，受到周围结构较好的保护：在肾的后面有肋骨、脊椎和背部的长肌肉，前面有腹壁和腹腔内容物，而其上面则被膈肌所罩住。正常肾脏有 1～2 cm 的活动度。故。肾脏不易受损。但从另一方面看，后面的骨质结构也可以引起肾损伤，如下位肋骨骨折的断端可穿入肾实质；肾脏被挤于脊柱及其横突之间亦可致损伤。

【病史】

详尽的外伤史对肾创伤的诊断十分重要。即使伤员伤情严重，生命体征不稳定或处于休克状态下，在抢救的同时，也应向伤员或伴行者尽可能详细地收集外伤史资料，包括受伤时间、受伤机制、伤后排尿情况、有无血尿等。

肾损伤的常见原因有：

1. 直接钝性暴力：肾区直接受到钝性暴力打击、挤压或撞击。

2. 直接锐性暴力：由火器、刀刺伤合并腹胸部脏器损伤。

3. 间接暴力：高处下坠，剧烈震动传递至肾脏，常致肾蒂损伤。

4. 自发破裂：常发生于病理肾，如肾积水、肾肿瘤。

5. 医源性损伤：输尿管导管插入过深而发生肾损伤，亦发生于肾穿刺活检时。

【影像学检查】

1. 静脉尿路造影　病情许可，对碘剂不过敏者应尽早行此项检查。大多采用大剂量静脉。肾盂造影，对肾损伤类型、有无尿外渗、伤侧和对侧肾功能了解十分重要。肾创伤时静脉尿路造影可发现：①双肾显影良好，形态及功能正常，多见于肾挫伤或轻度裂伤；②造影剂外溢多见于肾实质裂伤、肾盂撕裂、贯通伤等；③肾盂、肾盏、输尿管内充盈缺损，多因血块积聚所致；④肾盂、肾盏、输尿管受压、变形、移位，多因肾旁、肾周或输尿管周围血肿压迫所致；⑤伤肾不显影应考虑可能有严重肾碎裂伤、肾蒂损伤、肾动脉血栓。

2. CT　可显示肾实质损伤，肾周血肿，尿外渗及肾蒂血管损伤。CT 诊断肾创伤的敏感度与特异性较高，分类准确诊断符合率达 98%～100%(Erieh，1985)，CT、为无创伤性检查方法，简单、快速、安全，尤其适合于严重肾创伤。在 CT 平扫后增强扫描，可精确地显示肾皮质裂伤、尿外渗、肾周血肿范围及血管创伤（Kelly1989)，还能了解对侧。肾脏情况，其他脏器创伤亦能显示。

3. 同位素核素扫描　根据肾内放射性核素分布的稀疏和浓聚，可了解肾脏的形态及功能，故可以用于肾创伤的早期诊断及随访检查。其敏感度虽不及肾动脉造影及 CT 扫描检查，但该项检查方法简单、安全、无创、无过敏反应，对静脉尿路造影不显影或显影不佳的病例，可采用同位素核素扫描获取一定的诊断依据。

4.磁共振成像检查（MBI） 可通过其冠状面及矢状面成像确定肾创伤的程度及类型，明确肾周血肿大小。能区别肾周液体聚集的性质，亦可判断伤肾的存活能力及原已存在的肾脏疾病（Pollack，1989）。

【诊断】

1.腰腹部外伤史+血尿，肾损伤诊断即可成立。

2.体检中要注意全身情况及复合伤的发现神志、胸、腹、脊柱、四肢伤情。

3.情况允许尽早做大剂量IVP，了解。肾损伤程度、类型，有无尿外渗，对侧肾功能情况。

4.特殊检查情况允许，肾A造影，可作为肾蒂损伤检查亦可作肾A栓塞。

5.CT、肾图、B超亦有帮助诊断。

【临床类型】

1.肾脏挫伤 损伤仅局限于部分肾实质，形成实质内瘀斑、血肿或局部包膜下小血肿，亦可涉及肾集合系统而有少量血尿。因肾实质无裂口故无尿外渗。一般症状轻微，愈合迅速。

2.肾部分裂伤 肾实质有裂口形象，但未累及全层，如伴有肾包膜破裂，可致肾周血肿。如肾盂肾盏黏膜破裂，则可见明显的血尿。但一般不引起尿外渗。

3.肾全层裂伤 裂口累及肾实质全层，此时常伴有肾周血肿和尿外渗。并可引起严重血尿。有时肾脏之一极可完全撕脱，或肾脏广泛裂伤，此类情况可无血尿，大腹膜后有巨大血肿，这类肾损伤症状明显，后果严重，均需手术治疗。

4.肾蒂损伤 肾蒂血管撕裂时可致大出血、休克。如肾蒂完全断裂，伤肾甚至可被挤压通过破裂的横膈进入胸腔。锐器刺伤肾血管可致假性动脉瘤、动静脉瘘或肾盂静脉瘘。对冲伤常使肾动脉在腹主动脉开口处内膜受牵拉而破裂，导致肾动脉血栓形成，使伤肾失去功能。

5.病理性肾破裂 轻度外力即可使有病的肾脏破裂，如肾肿瘤、肾积水、肾囊肿、脓肾等。有时外力甚至不被觉察，故称之“自发性”肾破裂。

【治疗原则】

肾损伤治疗方法的选择是依照伤员的一般情况、肾损伤的类型和程度，以及其他器官有无严重损伤而确定。因此，在处理上应考虑：①休克的治疗；②其他器官损伤的治疗；③肾损伤的处理；④手术的时间和方法的选择。选择正确的治疗方案常是决定预后的重要因素。

【术前准备】

1. 对有严重休克的患者，首先进行积极抗休克治疗，包括绝对卧床休息、镇静止痛、保温、积极补充血容量等。

2. 术前尽可能做好 IVP 或 CT 检查，了解损伤类型、肾周血肿及尿外渗的情况、伤侧和对侧肾功能情况。

3. 备好血源，以利术中抢救。

4. 了解复合伤情况，以利术中切口选择。

【治疗方案】

1. 非手术疗法闭合性较轻的肾损伤，可采用非手术治疗治愈。其措施为：

（1）绝对卧床休息至尿转清后 2 周。

（2）止血剂的应用。

（3）镇静剂和止痛剂的应用。

（4）加强抗感染治疗，防治感染。

（5）积极抗休克治疗，补充血容量。

（6）留尿对比，了解出血情况。

（7）注意腰腹部包块变化情况。

（8）注意血红蛋白、血压、脉搏、体温变化。

（9）病情允许时大剂量 IVP 检查。

（10）备血以利抢救。

2. 手术治疗

（1）手术治疗的适应症

1）开放性肾损伤者。

2）闭合性肾损伤严重，经抗休克治疗血压不稳定或出现再度休克。

3）肾蒂血管损伤。

4）肾周巨大血肿或尿外渗。

5）合并其他脏器损伤。

6）非手术治疗，血尿反复加重，红细胞计数、血红蛋白量及血细胞比容均呈进行性下降；肿块持续增大者。

7）继发性血尿无法控制者。

8）肾周血肿及尿外渗继发感染者。

（2）手术切口：手术入路一般采用腰部切口，对疑有腹腔脏器损伤或对侧肾脏情况不明者，可采用经腹切口，可同时处理腹腔其他脏器损伤，探查对侧肾脏。

（3）手术方法

1）肾周引流术：尿外渗及肾周血肿继发感染应行肾周引流术。战时情况不允许行复杂手术时，可行肾周引流术，以大块纱布填塞伤口止血，并部分缝合伤口，待转入有条件的单位时再进一步手术治疗。

2）肾裂伤修补术：对于肾裂伤范围比较局限，可用肠线或可吸收线做褥式缝合修补。裂口深大，可用吸收性明胶海绵、带蒂大网膜或肾周脂肪组织填入裂伤底部，间断褥式缝合。

3）肾部分切除术：肾的上极或下极有严重损伤无法修补者，施行肾部分切除术。孤立肾或对侧肾有病变，若双侧肾伤口不能缝合，可用大网膜或肌肉堵塞肾缺损部位，并以肠线缝合固定。并同时行肾周引流及内置 D-J 管或肾造瘘引流。

4）肾血管修复术：肾静脉分支间有广泛交通支，只要保留其一条较粗的分支通畅即不影响肾功能。左肾静脉尚通过精索静脉（或卵巢静脉）和肾上腺静脉等分支回流。故可在这些分支的近腔静脉端结扎肾静脉主干，而不影响肾血液循环。因此，在左肾静脉损伤时左肾有较多的挽救机会。肾动脉血栓形成，一旦经动脉造影证实即应手术取栓。有文献报道伤后 9 天仍取栓成功的病例，故应积极争取。

5）肾切除术：肾切除时必须证实对侧肾功能良好后才能进行。肾切除适应于：①无法控制的大出血；②广泛的肾裂伤无法修补，尤其是战时的贯通伤；③无法修复的肾蒂严重损伤；④病理肾，如。肾肿瘤、肾脓肿、巨大肾结石和肾积水。肾错构瘤易发生破裂出血，应尽量行保留肾单位手术。

6）肾动脉栓塞疗法。

通过选择性肾动脉造影的检查了解出血部位，行高选择性出血分支动脉栓塞可达到满意的止血效果。

第十一章　骨科病人治疗

第一节　锁骨骨折

锁骨骨折为常见骨折，好发于青少年，约占全身骨折的4%。锁骨是上肢与躯干的连接和支撑装置，呈横“S”形。锁骨远端1/3呈扁平形态结构，其内1/3骨段呈棱柱状。二者交界即中1/3处，侧向传导暴力在此处常产生剪式应力，导致骨折，约80%锁骨骨折发生此处。锁骨后下方有大血管和神经走行，锁骨骨折严重移位时，有可能致血管神经损伤。

【诊断】

明确的外伤史，锁骨部肿胀、压痛，皮下可扪及骨折端，锁骨部x线片可证实骨折类型和移位程度。偶尔可合并臂丛神经损伤和锁骨下血管损伤。

【临床类型】

1．内侧1/3骨折，一般移位较少。

2．中1/3骨折，约占锁骨骨折中发生率80%。因两端均有肌肉附着，骨折常明显移位，呈不稳定状态。

3．外1/3骨折，又可分成3个亚型：无移位骨折（韧带间骨折）；有移位骨折，喙锁韧带已断裂；关节内骨折，易漏诊，后期可发生创伤性关节炎。

【鉴别诊断】

需与肩关节脱位相鉴别，肩关节脱位关节腔空虚，有方肩畸形和杜加征阳性。

【治疗】

（一）治疗原则

锁骨骨折治疗分为非手术治疗和手术治疗，采用何种方法，其治疗依据由骨折的类型、移位程度、患者年龄等因素来决定。

（二）治疗方案

1．非手术治疗

（1）新生儿及婴儿：骨折仅需加强护理，护理时尽量少移动患肢及患肩。宜仰卧，患肩内下方置软垫，保持锁骨部后伸，常在两周内愈合。

（2）幼儿和年龄较大的儿童：无移位者，用吊带或三角巾保护3周；有移位者，宜使用柔软材料的“8”字形绷带，每数日调整一次，限制其活动，保持双肩后伸，固定4周。

（3）成人：无移位者，用吊带或三角巾保护4～6周；有移位者，需手法复位加横“8”字绷带或石膏固定6～8周，如复位不佳，则应考虑开放复位内固定；全身情况较差者和老年人即使有移位，仅适于轻柔手法，复位加横“8”字绷带或吊带固定保护。

2．手术治疗

（1）手术指征包括：①锁骨外端骨折伴喙锁韧带断裂；②闭合骨折严重的成角有引起开放骨折的趋势者；③锁骨中1／3粉碎性骨折或移位明显的骨折，短缩畸形超过2 cm；④骨折块压迫血管神经者；⑤不能忍受长时间的制动者（如帕金森病，癫痫等神经肌肉疾病者）；⑥锁骨开放性骨折；⑦伴有多发性损伤的锁骨骨折，尤其是在伴有同侧上肢创伤，双侧锁骨骨折或有移位的锁骨骨折合并肩胛骨骨折（浮肩损伤）；⑧锁骨骨折不愈合或畸形愈合影响外观、功能或有症状者。

（2）术前准备

锁骨骨折，伤后应注意病人全身情况，局部肿胀程度等。术前应依据上胸部正位片（包括双侧锁骨）拟定手术方案，术前认真讨论，决定内固定方式，备好所需内固定材料。

（3）手术方法

对锁骨中1／3骨折一般采用重建钢板内固定。钢板常置于锁骨上方，骨折远近端各置入3枚螺钉。而在斜行骨折中，还可以垂直骨折面置一枚拉力螺钉，骨折间隙可填塞自体髂骨移植，以促进骨折愈合。也有医师采用克氏针内固定，针尾折弯留置于锁骨外侧端皮下，一般认为该方法对骨折端的稳定性较差，已较少采用。

对锁骨远侧1／3骨折常采用锁骨钩钢板内固定，钢板为解剖学设计，完全符合锁骨的“S”外形，肩峰下关节外安置钢板钩，尖钩位于肩峰后下方，对肩袖影响较小，钢板螺钉孔为动力加压孔设计，根据手术需要可以选择骨折块的固定方式。也有选择用两根克氏针自骨折外侧穿出肩锁关节，并再顺行通过骨折近折端髓腔内固定，然后将肩峰处的钉尾折弯，以防针移动，埋于皮下。还有选择在克氏针内固定时，加用“8”字钢丝加压内固定，增进骨折断端间的稳定。

锁骨骨折不连接不常见，如无症状，不一定予以处理。但存在下述情况应予处理：肩关节内收内旋、锁骨严重缩短、肩痛、功能障碍、压迫臂丛及锁骨下血管受压等，处理方法一般采用七孔以上重建钢板内固定，并取自体髂骨丰富植骨。

第二节　肱骨骨折

【概述】

肱骨外科颈位于解剖颈下方 2～3 cm，即相当于肱骨大、小结节移行于肱骨干交界处，此处是松质骨与密质骨的交界部，是解剖上的薄弱环节。该部位易发生骨折，以中老年为多，尤以骨质疏松者骨折发生率为高。

【体格检查】

1．一般情况注意呼吸、脉搏、心率及神志等。伤肢常紧贴胸壁，健侧手应托住伤肢肘部，以防骨折断端的移动，而减轻疼痛。

2．局部情况伤后肩部剧烈疼痛、肿胀，腋前皱襞处有瘀斑。患肩活动功能丧失。肱骨大结节下有压痛，可扪及骨擦音及异常活动感。严重移位的外展型骨折可出现“假方肩”畸形，需与肩关节脱位鉴别。合并肩关节脱位者，会出现“方肩”畸形，在腋下或喙突下可扪到肱骨头。

3．检查有无血管神经损伤等合并症。

【诊断】

依据患者的受伤史、肩部疼痛、活动丧失、肱骨大结节周围压痛明显、肩部 X 线片即可确诊，并可与肩关节脱位鉴别。

【临床类型】

1．无移位骨折包括裂缝骨折和嵌插骨折。前者为跌倒时肩部着地，致大结节的粉碎骨折合并肱骨外科颈裂缝骨折，骨折无移位；后者为跌倒时，患肢手掌在身体侧方的中轴线上触地，暴力沿肢体纵向上传至肱骨外科颈发生骨折，使骨折远端骨干嵌入近端。

2．外展型跌倒时患臂在外展位或外展后伸位手掌触地致伤，肱骨头内收，远端骨干外展，骨折端向内张口，并突出成角。远折段一般向内上移位，断端外侧可发生嵌插。

3．内收型患臂在内收位或内收后伸位触地致伤。肱骨头外展，肱骨干内收，骨折端向外突出成角。远折端向外上移位，断端内侧可发生嵌插。

4．粉碎性骨折这类骨折常发生于强大暴力作用或骨质疏松病人。可有以下几种情况：

①外科颈骨折合并大结节或小结节骨折；②外科颈骨折合并肱骨头碎裂骨折；③外科颈骨折合并肱骨头脱位；④外科颈骨折端有碎裂骨片。

（三）鉴别诊断

肱骨外科颈骨折需与肩关节脱位鉴别：肩关节脱位关节盂空虚，方肩畸形，患肩关节正位片及穿胸位片可资鉴别。

【治疗计划】

（一）治疗原则

肱骨外科颈骨折的治疗分为非手术和手术治疗。采用何种治疗方法视骨折的类型、发生时间、年龄等因素来决定。

（二）治疗方案

1．非手术治疗

（1）裂缝及嵌插型骨折，无明显移位及成角畸形，一般不需特殊处理，仅用石膏托超肩固定患肢4～6周即可。

（2）手法复位外固定：应在麻醉下行手法复位，病人取仰卧位，术者与助手做对抗牵引，若为外展型骨折，先外展牵引，内收型骨折先内收牵引，在x线透视下检查骨折复位情况。复位良好时，给予超肩石膏夹板外固定。

（3）骨牵引治疗：骨折近端严重粉碎者，估计切开复位难以内固定时，可行尺骨鹰嘴外展位骨牵引6～8周，注意牵引重量不宜过大，避免过度牵引。

2．手术治疗

（1）手术指征

①闭合复位不满意或失败；②肱骨上端两部分骨折（NEER四部分分类）；③骨折伴肱骨头脱位或神经损伤；④陈旧性骨折，畸形或移位明显。

（2）术前准备

肱骨外科颈骨折，于伤后3～5天左右，局部肿胀减轻，即可手术。老年人应注意全身情况，如有内科疾患，特别是糖尿病病人，应请有关科室会诊，经调整后方可施行手术。

术前应拍肩关节正位、穿胸位片。应明确骨折移位方向、有无合并肩关节周围骨折与脱位等。

（3）手术方法

切口选择肩关节前内侧弧形切口。切开皮肤、皮下组织时，注意保护头静脉。于三角肌前缘外侧 0．5 cm 切开三角肌，向外向上牵开，切开骨膜剥离，即可显露肱骨近端。显露骨折端，局部清理，复位内固定。根据具体情况，采用克氏针交叉固定，松质骨螺钉，AO“T”型接骨板，肱骨近端锁定钢板内固定。有条件的医院，应行 C 臂 X 线机透视，观察骨折复位内固定情况。

第三节　股骨颈骨折

【概述】

股骨颈骨折（Femoral neck fracture）多见于老年人，中年及儿童也可发生，为扭转暴力所致。老年人骨质疏松，只需轻微扭转就可引起骨折，青壮年及儿童则由较大暴力如车祸、高处坠落致伤。因骨折难于固定，且血供不足，常发生骨不愈合及晚期股骨头缺血坏死，治疗较为困难。

股骨颈的轴心线与股骨干纵轴形成颈干角，平均 127°，大于或小于此角称为髋内 / 外翻（图 2-1）。在矢状面，股骨颈长轴与股骨干额状面形成前倾角，儿童前倾角较成人稍大，随年龄增长逐渐减小，成人约为 12°～15°。

股骨颈前、上方和后、上、内方有关节囊和坚强的韧带包裹，而后、外、下方则在关节囊外，故股骨颈基底部骨折为囊外骨折，其他部位骨折均属囊内骨折。股骨头的血液供应有三个来源：①股深动脉发出的旋股内、外动脉分支，旋股内动脉在股骨颈基底部关节囊滑膜反折处，分为三组，即骺外侧动脉、干骺端上动脉、干骺端下动脉进入股骨头，是股骨颈的主要血供来源；旋股内、外动脉分支互相吻合，在股骨颈基底部形成动脉环，营养股骨颈；②股骨头圆韧带内的小凹动脉，供应股骨头凹部血液；③股骨干滋养动脉升支，提供股骨颈少量血液。

【体格检查】

1．仔细检查，可发现患肢缩短，患侧足成 40°～60° 外旋畸形。

2．髋部有无压痛和轴向叩痛。

3．有无股骨大转子向上移位的体征。

4．“嵌插”型骨折病人有时仍能行走，疼痛很轻，但必有外旋畸形及局部叩痛。

【诊断】

1．病史有外伤史，老年人股骨颈骨折暴力不大，青壮年及儿童股骨颈骨折常为强大暴力所致。

2．外伤后髋部疼痛，活动受限，患肢有缩短、外旋畸形。

3．X 线正侧位片检查，可明确诊断、骨折的类型、稳定性及移位情况，是选择治疗方法的重要依据。

【临床类型】

1．按骨折线的部位分类

（1）头下骨折骨折线位于股骨头下，由于旋股内、外动脉分支损伤，基本中断了股骨头的血液供应，易发生股骨头缺血坏死。

（2）经颈骨折骨折线位于股骨颈中部，常为斜形，且不稳定，因牵拉、扭曲易损伤股骨头血管，故骨折不愈合、股骨头缺血坏死发生概率较大。

（3）基底骨折骨折线位于股骨颈基部，对骨折部位血供影响不大，容易愈合。

2．按 X 线表现分类　远端骨折线与两髂嵴连线所形成的角度称 Pauwel 角。

（1）内收骨折：Pauwel 角大于 50°，骨折端剪力大，容易移位，属不稳定骨折；Pauwel 角越大，骨折越不稳定。

（2）外展骨折：Pauwel 角小于 30°，无移位或嵌入性骨折骨折端剪力小、稳定，不易移位，为稳定骨折。但若处理不当，如过度牵引、继续扭转或过早负重，骨折可再移位，转变为不稳定骨折。

（三）鉴别诊断

1．股骨粗隆间骨折亦多为老年人，轻微暴力即可导致，外伤后患肢出现缩短、外旋 90～畸形，股骨粗隆部压痛，活动受限，不能站立及行走，X 线片检查可明确诊断。

2．髋关节脱位外伤后髋关节疼痛，活动受限，弹性固定，患肢出现特有畸形：髋关节后脱位者，患肢呈屈曲、内收、内旋、缩短畸形，臀部常可扪及脱位的股骨头；髋关节前脱位者，患肢呈屈曲、外展、外旋、延长畸形，闭孔处或耻骨下可扪及股骨头。X 线片检查可明确诊断。

3．髋臼骨折常为强大暴力所致，髋关节疼痛，活动受限，患肢无明显畸形及弹性固定，X 线片检查及 CT 扫描可明确诊断。

【治疗计划】

（一）治疗原则

1．尽早治疗，有利于血管扭曲、受压或痉挛得到尽快恢复。

2．准确复位是治疗成功的重要条件。

3．年龄小于 65 岁的患者，采用闭合或开放复位内固定；年龄大于 75 岁的患者，因难以耐受长时间卧床，可选择一期人工关节置换；65 至 75 岁之间，应根据骨质情况具体决定治疗方案；预期生命有限的股骨颈骨折患者，可行单极或双极人工股骨头置换。

（二）治疗方案

1．非手术治疗外展骨折或嵌入型稳定骨折，可穿防旋鞋维持患侧足于中立位（图 2-7），皮肤牵引 6～8 周，卧床期间鼓励病人做股四头肌舒缩运动和踝、足屈伸运动，为避免骨折移位，不可向健侧侧卧，患肢不内收，不盘腿坐。3 月后，扶双拐下地，患肢不负重行走，6 月后，如骨折牢固愈合，可逐渐弃拐。

2．手术治疗　根据骨折类型、移位程度和时间，采用不同的手术方法。内收骨折和有移位的不稳定骨折，为了尽快恢复骨折后的血管扭曲、受压或痉挛，减少骨折不愈合和股骨头缺血坏死，应早期手术内固定；老年人因不能耐受长时间的卧床牵引、青壮年及儿童需要解剖复位者，也应早期手术；骨折不愈合及股骨头缺血坏死、髋关节骨关节病也是手术治疗的适应证。

（1）闭合复位、加压螺钉固定术：病人仰卧在骨科牵引手术台上，在 C 形臂 X 线透视下于前后位及侧位皆复位成功后，用 1 枚 2.5 mm 克氏针贴股骨颈前缘经皮插入至头颈交界处轻轻敲入 5 mm，以此针作为股骨颈前倾角及颈干角的导向针，然后于大粗隆下方约 3 cm 处向股骨头方向用电钻经皮钻入尖头带螺纹的导针，X 线证实导针穿过骨折端进入股骨头软骨下骨质，距关节面 0.5 cm，准确测量所用加压螺钉的长度，通过导针用中空钻头攻出钉道，拔出钻头，保留导针，拧入中空的松质骨加压螺钉，共 2～3 枚，拔出导针（图 3-8）。闭合打钉成功的关键是在 C 形臂 X 线透视下准确地复位，3 枚空心螺钉必须平行。

由于不切开关节囊，不暴露骨折端，对股骨头血循环干扰较少，术后骨折不愈合和股骨头缺血坏死发生率相对较低。

（2）切开复位内固定：闭合复位失败、固定不牢靠以及陈旧骨折应切开复位内固定。可经后外侧或前外侧分路切开关节囊、暴露骨折端，清除关节内瘢痕及硬化的骨折端，直视下复位，从大粗隆打入2～3枚平行加压螺钉，螺纹必须完全跨过骨折端进入股骨头，钉头距关节面0．5 am。也可用动态髋螺钉（Dy namic Hip Screw，DIS）附加1枚加压螺钉固定。对于陈旧骨折不愈合、股骨头缺血坏死但关节面尚未塌陷者，为了改善骨折端和股骨头的血供，可采用2枚加压螺钉固定骨折附加肌骨瓣或带血管蒂骨瓣植骨，后方入路采用股方肌骨瓣，外侧人路采用股外侧肌骨瓣，前外侧人路采用缝匠肌骨瓣或带旋髂深血管蒂髂骨瓣，术中沿股骨颈长轴凿一骨槽，骨槽的近端进入股骨头约1．5 cm长，将取下的肌骨瓣或带血管蒂骨瓣插入嵌牢。

（3）人工髋关节置换：股骨颈骨折合并股骨头缺血坏死晚期，

75岁以上新鲜股骨颈骨折或年龄小于75岁但骨质疏松的老年股骨颈骨折患者，均适应人工全髋关节置换。预期生命有限的患者，可行单极或双极人工股骨头置换。

手术入路采用髋关节后外侧切口，第一步先在股骨小粗隆上1．5 cm处垂直于股骨颈长轴截断股骨颈，取出股骨头，清除关节内瘢痕。第二步用逐渐扩大的髋臼凿将髋_臼软骨完全凿除，保留软骨下骨质，然后安装人工髋臼臼杯，臼杯向外侧开口45°、前倾15°，骨骼质量好及年轻患者使用非骨水泥人工髋臼臼杯并用螺钉固定，老年人及骨质疏松者用骨水泥臼杯。第三步用髓腔凿扩大股骨近端髓腔，然后根据骨骼质量及年龄选用合适大小的非骨水泥或骨水泥型股骨假体置入。

第四节　胫腓骨骨折

胫腓骨骨干骨折（fracture of the tibis and fibula）指自胫骨平台以下至踝上部位发生的骨折。由于其解剖特点：胫骨前方就位于皮下，容易发生开放性骨折。这种骨折常发生于青壮年，并且10岁以下儿童尤为多见。由于暴力，男性多于女性。胫骨上1／3骨折易压迫腘动脉，引起小腿缺血；中1／3骨折易致骨筋膜室综合征；下1／3骨折由于血运差，易发生骨不连。腓骨上端骨折易发生腓总神经损伤。

【体格检查】

1. 软组织挫、裂伤，肿胀程度及肢端血运。

2. 是否合并血管、神经损伤，有无骨筋膜室综合征。

【诊断】

1. 外伤后小腿局部肿胀及明显压痛，有畸形、反常活动及骨擦音、骨擦感。

2. 暴力作用的性质、方向，肢体重量和肌肉牵拉可使骨折产生成角、旋转、缩短移位等畸形。

3. 胫腓骨干单独骨折时，由于有另一骨干做支撑，骨折移位不大。儿童青枝骨折时，可表现为拒绝站立及行走，而受伤小腿仍可抬举，无明显畸形，临床检查有局部压痛及小腿纵向叩击痛。

4. 注意检查足背动脉及胫后动脉的搏动、关节活动和小腿及足部皮肤感觉。

5. X线正侧位片可明确骨折的类型、稳定性及移位情况，是选择治疗方法的重要依据，摄片时应注意拍摄小腿全长，防止漏诊。

6. 如有血管、神经损伤征象，应及时做血管彩超或血管造影等相关检查。

【临床类型】

胫腓骨易遭受直接暴力损伤，如重物撞击，车轮辗轧等，发生横形、短斜形或粉碎骨折，胫骨、腓骨骨折常发生在同一平面；也可由于间接暴力致伤，如高处坠落，足先着地，身体扭转，发生螺旋形或斜形骨折，此时胫骨、腓骨骨折线的位置常不在同一平面，容易漏诊腓骨骨折。

胫腓骨骨干骨折可分为三种类型：①胫腓骨骨干双骨折；②单纯胫骨骨干骨折；③单纯腓骨骨干骨折。临床上胫腓骨骨干双骨折最为多见，单纯胫骨骨干骨折及单纯腓骨骨干骨折较少见，常不发生明显移位。

【鉴别诊断】

1. 小腿软组织损伤所受暴力较轻，肿胀、疼痛较轻，可负重行走，X线片检查无骨折征象。

2. 小腿骨筋膜室综合征多为小腿碾压伤所致，软组织损伤严重，肿胀明显，可导致缺血性肌挛缩甚至坏疽，X 线片检查显示有或无骨折征象。

四、治疗计划

（一）治疗原则

胫腓骨骨干骨折的治疗包括非手术治疗和手术治疗，应根据骨折的类型、移位程度、软组织损伤程度决定具体治疗方案。

（二）术前准备

术前抬高患肢，适当运用脱水的方法，使小腿肿胀消退后方能手术。

（三）治疗方案

胫腓骨骨干骨折的治疗目的是矫正成角、旋转畸形，恢复胫骨上、下关节面的平行关系，恢复肢体长度。

1. 非手术治疗无移位的骨折、有移位的横形或斜形等稳定骨折，以及单纯胫骨骨干或腓骨骨干骨折、儿童青枝骨折，皆可采用手法复位，石膏或小夹板固定。固定期应注意夹板和石膏的松紧度，定时复查 X 线片，发现移位随时调整夹板，或重新石膏固定，6～8 周后可扶拐负重行走。

2. 手术治疗不稳定的胫腓骨干双骨折，应手术治疗。

（1）外固定支架固定：严重粉碎骨折或多段骨折，难以内固定，或时间长、污染重的开放骨折，不适于内固定者，在 C 形臂 X 线透视下闭合复位，经皮穿针用外固定支架固定。优点是创伤小，对骨折端干扰少，骨折愈合相对快，也便于开放性骨折术后换药。

（2）髓内针固定：传统的方法是从胫骨结节两侧各顺行打入 1 根 Ender 钉固定骨折，称为“弹性固定”，只适应于胫骨干中段骨折。近年来各种类型的胫骨交锁髓内针扩大了传统髓内针的应用范围，可应用于胫骨干上、中、下三段各型骨折，术中在 C 形臂 X 线透视下闭合复位、内固定，对骨折端及软组织损伤小，而且固定牢靠，一般不需附加外固定，可早期下床活动，有利于肢体功能的恢复（图 2-24）

（3）开放复位、钢板内固定：先用管状钢板固定腓骨骨折，然后通过加压钢板和拉力螺钉使胫骨骨折端恢复原有的解剖关系，并获得稳定的固定（图 3-25）。有小腿软组织缺失者，必须通过转移皮瓣、肌皮瓣或游离皮瓣移植覆盖钢板、螺钉，以免术后内固定外露、感染。

（4）微创经皮钢板接骨术（Minimally Invasive Plate Osteosynthesis, MIPO)）：

先开放复位腓骨用 1 / 3 管状钢板或张力带钢丝固定，然后远离胫骨骨折两端合作一小切口，于皮下、骨膜上作潜行隧道，选择尽量长的锁定加压钢板或限制接触动力加压钢板插入，先拧入两末端螺钉，在 C 形臂透视下纠正前后及侧方成角，再于远近两端各拧入 2 枚螺钉，钢板应预弯及扭转与胫骨内侧服贴。

参考文献

[1]邓小明，姚尚龙，于布为，等.现代麻醉学[M].第5版.北京：人民卫生出版社，2021.

[2]庄心良，曾因明，陈伯銮.现代麻醉学[M].第4版.北京：人民卫生出版社，2016.

[3]刘进，熊利泽.麻醉学[M].第3版.北京：人民卫生出版社，2015.

[4]郭曲练，姚尚龙.临床麻醉学[M].第4版.北京：人民卫生出版社，2016.

[5]徐启明，李文硕.临床麻醉学[M].第2版.北京：人民卫生出版社，2005.

[6]杭燕南，王祥瑞，薛张纲，等.当代麻醉学[M].第2版.上海：上海科学技术出版社，2013.

[7]盛卓人，王俊科.实用临床麻醉学[M].第4版.北京：科学出版社，2009.

[8]贾恩霞,刘伟,刘惠荣.麻醉与术后认知功能障碍[J].中华麻醉学杂志，2010，30(10): 1153-1155.

[9]徐世元，许平.麻醉与创伤后应激障碍[J].中华麻醉学杂志，2009，29(9): 863-864.

[10]武旖旎，韩新，代虹.吸入麻醉药与脏器保护[J].国际麻醉学与复苏杂志，2007，28(6): 481-484.

[11]李士通.麻醉与循环[J].临床麻醉学杂志，2007，23(6): 517-520.

[12]靳华锋,陈晓琦,李静，等.麻醉学新进展[J].中国实用外科杂志，2006，26(6): 401-404.

[13]9]钱海鑫.外科主治医师手册.南京：江苏科学技术出版社，2007.

[14]郭庆雷，付春玉，刘鲁兵等.实用临床外科诊疗学.天津：天津科学技术 出版社，2011.

[15]孙树印.临床疾病诊疗常规(外科).济南：山东大学出版社，2015.

[16] 房林，陈磊，黄毅祥.甲状腺疾病外科学.北京：军事医学出版社，2015.
[17] 史宏灿，王正兵.外科学.北京：科学出版社，2016.
[18] 吴肇汉，秦新裕，丁强等.实用外科学. 北京：人民卫生出版社，2017.